인생을 바꾼 식사의 기적

인생을 바꾼 식사의 기적

초판 1쇄 발행 2021년 11월 5일
초판 3쇄 발행 2021년 12월 6일

지은이	김남희
펴낸이	최선애
펴낸곳	북테이블
출판등록	제2020-000120호
주소	03939 서울시 마포구 월드컵북로27길 62
전화	02.303.3690
팩스	0504.343.8650
이메일	service@booktable.co.kr
홈페이지	www.booktable.co.kr

일러스트	김태영
교정교열	임지영
디자인	디박스
인쇄대행	공간코퍼레이션

- **[일러두기]** 이 책의 내용이 절대적인 건강 상식이 될 수는 없으며, 개인에 따라 그 효과가 다를 수 있습니다. 책의 내용을 충분히 읽어보시고, 질병이 있는 경우 전문가와 상담 후 신중하게 시작하기 바랍니다.
- 이 책은 저작권법에 따라 보호받는 저작물이므로 무단 전재와 무단 복제를 금지하며, 이 책의 내용의 전부 또는 일부를 이용하려면 반드시 저작권자와 북테이블의 서면 동의를 받아야 합니다.
- 인쇄, 제작 및 유통 상의 파본 도서는 구입처에서 교환해 드립니다.
- 북테이블은 당신의 소중한 지식과 경험 그리고 참신한 아이디어를 기다립니다. 책 출간을 원하시거나 제안 아이디어가 있으시면 serivce@booktable.co.kr로 간단한 개요와 연락처 등을 보내주세요.

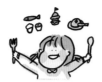

인생을 바꾼

김남희 지음

식사의기적

이유 없이 아픈 나를 치유하는 1·1·2 식단

북테이블

우리 몸에 생긴 문제들,
식습관만 제대로 잡았어도
일어나지 않았을 일들입니다

다이어트, 한 번도 안 해본 사람이 있을까요? '평생 다이어터'리는 말이 있을 정도로, 우리는 다이어트를 몇 번이나 시작하고 실패하고 다시 시도합니다. 적신호가 켜진 건강의 회복을 위해, 체중 감량으로 원하는 외모를 갖기 위해 다이어트 식단을 시작하는 사람들이 많습니다.

그때그때 유행하는 정보들 속에서 어렵지 않게 다이어트 방법을 선택하고, 시작합니다. 그러나 대부분의 사람들이 선택하기 전 가장 중요한 걸 간과합니다.

'현재 나의 몸 상태'

아무리 좋은 운동과 식단이라도 현재 내 몸에 맞지 않다면 결국에는 '득'이 아니라 '독'이 됩니다. 나의 컨디션을 고려하지 않은 반복된 다이어트는 요요뿐 아니라 여러 가지 몸의 반동작용과 부작용은 물론이고 원인이 불분명한 심신의 문제까지 초래합니다.

섭식장애, 생리불순, 난임, 다낭성난소증후군, 내막증, 근종이나 갑상선 기능 문제 등의 호르몬 문제, 그 외에도 원인을 모르는 무기력감, 만성피로, 수면장애 또는 비염, 건선, 아토피, 한포진을 포함한 면역계 질환 및 잦은 위장장애 등 여러 가지 문제들과 부작용들을 호소하는 사람이 점점 많아지고 있습니다. 그러나 병원에서도 호르몬제나 양약 처방 외에 이렇다 할 해결책이 없는 게 현실입니다.

이 책에 소개되는 일반식 다이어트의 키워드는 순환, 대사, 소화력, 호르몬의 안정화입니다. 이 식단은 유행을 따르지도 않고 빠른 체중 감량을 주목적으로 하지도 않습니다. 다만 기존의 정형화된 다이어트 식단의 틀을 깨고, 일상을 압박하지 않으며, 요요나 반동작용 없이 오래 지속가능한, 진짜 '이너뷰티'를 만들어 나갈 수 있는 가이드라인이 되었으면 합니다.

이 책의 주제는 읽는 이의 컨디션에 따라 달라졌으면 합니다. 이 책을 낸 목적 또한 읽는 이의 시선에 따라 달라졌으면 합니다. 이 책에 나오는 내용이 꼭 정답은 아닙니다.

이 책의 내용을 실행하지 않아도 좋습니다. 그저 읽는 이로 하여금 이 책을 읽는 동안은 몸도 마음도 조금 더 편안해질 수 있을 거라는 작은 기대를 갖는 순간이 되길 바랍니다.

그런 마음으로 이 책을 씁니다.

이 책을 읽기 전에 먼저 내 몸의 순환력과 소화력,
식습관이 어떤지 알아보는 테스트를
가벼운 마음으로 진행해보세요.

결과가 좋다고 안심하지도,
결과가 안 좋다고 너무 걱정하지도 마세요.
'자가진단'이기 때문에 스스로에게 더 후하게
매길 수도 있고, 다른 사람보다
더 민감하게 반응할 수도 있으니까요.

다만 지금 내 몸의 상태가 어떤지 찬찬히 생각해보고,
내 몸에서 어떤 문제를 가장 해결하고 싶은지
고민해보는 시간이 되기를 바랍니다.

순환장애
자가진단

☐ 물에 대한 욕구가 없다.

☐ 미온의 생수를 마시기 힘들거나 역하다.

☐ 아침저녁에 심한 부종이 있다.

☐ 운동을 하면 부종이 심해진다.

☐ 운동 후 무기력하다.

☐ 생리통 또는 생리전증후군이 심하다.

☐ 수족냉증이 있다.

☐ 복부냉증이 있다.

☐ 운동 직후에도 복부 또는 수족냉증이 개선되지 않는다.

☐ 상하체, 팔뚝, 아랫배, 허벅지 등 특정 부위에 비만이 심하다.

☐ 셀룰라이트가 있다.

☐ 체중에 비해 가슴이 작다.

☐ 안면홍조를 포함한 상열감이 있다.

☐ 팔다리가 쑤시고 열감이 느껴진다.

☐ 가슴과 등에 여드름이 있다.

☐ 겨드랑이나 사타구니에 착색이 있다.

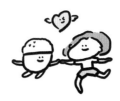

[5개 이상]

순환이 잘되지 않는 몸

5개 이상의 증상이 해당된다면 이미 당신은 피로감이 높고 무기력감이 심한 만성피로 상태일 가능성이 크다.

부종, 냉증이 있는데 순환을 위해 물을 억지로 마시거나 운동의 강도를 올리면 오히려 독이 될 수 있다. 물이 잘 넘어가지 않거나 물을 마시지 않아도 크게 갈증이 나지 않는 다면, 당신의 몸은 물을 원하지 않을 정도로 노폐물이 꽉 차서 순환이 더딘 상태이다. 순환이 안 되는 피로한 몸에게 고강도 운동은 혹사일 뿐이다.

반대로 부종도 있고 체중 감량이 잘되지 않는데도 계속 갈증이나 입 마름을 느껴 많은 양의 물을 습관적으로 마시기도 한다. 반응은 다르지만 원인은 같다. 세포는 수분을 제 대로 흡수하지 못해 갈증이 계속되고 세포 밖에 불필요하게 고인 물이 흐르지 못하니 부종이 동반된다.

몸에 좋은 식단이나 운동이라도 현재 몸 컨디션을 고려하며 몸이 적응할 수 있게 천천 히 진행해야 한다.

장 컨디션
자가진단

- ☐ 복부팽만감이 심하다.
- ☐ 가스, 트림, 대변의 냄새가 심하다.
- ☐ 잦은 복통을 느낀다.
- ☐ 배변 횟수가 주 3회 이하이다.
- ☐ 배변 횟수가 하루 3회 이상이다.
- ☐ 배변 시간이 20분 이상 소요된다.
- ☐ 식후 급격하게 변의를 느낀다.
- ☐ 스트레스를 받으면 변의를 느낀다.
- ☐ 급작스러운 변의를 느낀다.
- ☐ 잔변감이 있다.
- ☐ 변에 점액이 묻어 나온다.
- ☐ 변비나 설사 반응이 반복된다.
- ☐ 변이 가늘고 길게 나온다.
- ☐ 면역계 질환을 가지고 있다.

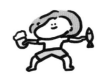

[0~3개]

식단이나 생활 패턴, 스트레스 등의 요인으로 일시적으로 반응이 나타날 수 있는 단계.
빠른 개선이 가능한 상태이다.

[4~9개]

불규칙한 식습관으로 몸의 문제들이 생기기 시작한 상태. 만성변비, 과민성대장증후군,
위 무력증 등 질환이나 질병으로 진행될 우려가 있는 단계로 식습관 개선이 필요하다.

[10개 이상]

정확한 검진 및 전문의 상담이 필요한 단계.

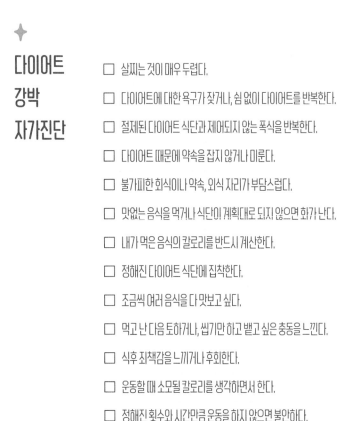

다이어트
강박
자가진단

☐ 살찌는 것이 매우 두렵다.

☐ 다이어트에 대한 욕구가 잦거나, 쉼 없이 다이어트를 반복한다.

☐ 절제된 다이어트 식단과 제어되지 않는 폭식을 반복한다.

☐ 다이어트 때문에 약속을 잡지 않거나 미룬다.

☐ 불가피한 회식이나 약속, 외식 자리가 부담스럽다.

☐ 맛없는 음식을 먹거나 식단이 계획대로 되지 않으면 화가 난다.

☐ 내가 먹은 음식의 칼로리를 반드시 계산한다.

☐ 정해진 다이어트 식단에 집착한다.

☐ 조금씩 여러 음식을 다 맛보고 싶다.

☐ 먹고 난 다음 토하거나, 씹기만 하고 뱉고 싶은 충동을 느낀다.

☐ 식후 죄책감을 느끼거나 후회한다.

☐ 운동할 때 소모될 칼로리를 생각하면서 한다.

☐ 정해진 횟수와 시간만큼 운동을 하지 않으면 불안하다.

☐ 체중이 늘면 심한 상실감이나 우울감을 느낀다.

☐ 하루에도 몇 번씩 체중을 측정한다.

☐ 배고픔이나 배부름을 정확하게 인지하기 힘들다.

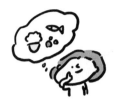

[0~2개]

문제없는 단계.

[3~5개]

일상생활에 지장은 없는 단계. 다만 지나친 자기 관리는 언제라도 집착이나 강박으로 발전할 수 있음을 인지해야 한다.

[6~9개]

일상생활에 지장을 받기 시작한 단계. 스스로가 만든 강박이나 엄격한 규칙들로부터 벗어나기 위한 노력이 필요하다.

[10개 이상]

지나친 강박으로 합리적인 판단이 어려운 단계. 더 이상 스스로 옳고 그름을 판단하거나 올바른 방향으로 개선하기 어렵기 때문에, 전문가의 도움을 받아 적극적인 해결을 해야 한다.

차
례

[프롤로그]   우리 몸에 생긴 문제들, 식습관만 제대로 잡았어도
         일어나지 않았을 일들입니다   004

[내 몸은 어떤 상태일까]   순환장애 자가진단   008
         장 컨디션 자가진단   010
         다이어트 강박 자가진단   012

1부
...
다이어트가
나를 망쳤다

13살, 인생 첫 다이어트   020

15살, 섭식장애 그 불행의 시작   025

21살, '외모 지상주의'에서 살아남는 법   028

23살, 다이어트 강박이라는 내가 만든 지옥   031

25살, 10년을 기다리던 말 '지금 이대로 괜찮아'   033

27살, 깨닫는 순간에는 이미 늦었다   038

★ 다낭성난소증후군이란?   041

28살, 목적을 잃어버린 다이어트   042

29살, 미끄러지는 연습   048

31살, 2년 동안 20kg 감량하다   056

34살, 내 몸에 '제대로' 집중하는 법   059

2부

...

**지금 내 몸은
2리터의 물이나
3시간의
운동을 원하지
않습니다**

물만 마셔도 '살'찝니다 066

모두에게 2리터의 물이 정답은 아니다 070

★ **우리 몸의 순환을 책임지는 림프** 073

막힌 하수도는 물을 원하지 않는다 074

붓지 않고 물 마시는 법 078

어떤 물을, 언제 마셔야 할까? 082

운동은 모두에게 만병통치약일까? 085

내 컨디션에 맞게 운동하기 090

운동보다 먼저, 하루 세 번 림프 마사지 095

★ **림프 마사지 효과가 두 배 되는 꿀팁** 103

과식 직후의 고강도 운동은 소화를 방해한다 106

3부

...

**식사를
바꿔야
제대로
삽니다**

칼로리가 중요한 게 아니다 112

물만 마셔도 살찌는 몸,

　당신의 소식과 절식이 만들어낸 결과 118

먹어도 살이 잘 찌지 않는 사람의 비밀 123

소화 컨디션을 올리면 많은 것이 달라진다 128

우리는 다이어트하려고 사는 사람이 아니다 132

잘 먹어야, 잘 연소한다 135

똑같이 먹는데 내가 더 많이 살찌는 이유 139

4부
…

내 몸의
순환기능
살리고
살 빠지는
몸을 만드는
일반식의
비밀

몸의 스케줄을 고려해서 식사하라 144

노폐물 배출을 도와주는 아침 과일식 150

그냥 아침을 거르면 안 될까요? 153

★ 스트레스호르몬 '코르티솔' 157

아침 과일식, 네 가지만 지켜서 드세요 158

나에게 맞는 과일은 찾아나가야 한다 163

[무엇이든 물어보세요!] 아침 과일식 166

점심과 저녁은 대사 살리는 일반식으로 먹어요 169

단탄섬 일반식, 1·1·2 식단으로 챙겨주세요 171

단백질, 무조건 많이 먹는다고 좋은 게 아니나 174

동물성 단백질과 식물성 단백질, 뭐가 좋나요? 178

동물성 단백질은 안 먹고 싶어요! 184

탄수화물은 죄가 없다 186

현미는 모두에게 건강한 음식일까? 190

샐러드의 두 얼굴 '섬유질' 193

[무엇이든 물어보세요!] 일반식 198

가짜식욕 잡는 1일 1간식 202

★ 1일 1간식 주의사항 205

'GI지수(혈당지수)'에 너무 집착하지 마라 206

[무엇이든 물어보세요!] 간식 209

완전식품이라는 유제품에 대한 환상 211

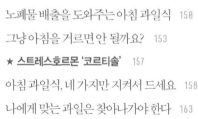

5부
...
바이러스의
역습,
'코로나'가
가져온 변화

첫 번째 변화, 불안한 마음과 불편한 장 건강 216
두 번째 변화, 수면 패턴의 파괴 220
세 번째 변화, 목적이 달라진 건강 염려증 223
위드 코로나! 건강관리 시스템이 달라진다 227

6부
...
오늘 살짝
실패해도
괜찮습니다

애초에 정답은 없었다 232
실패해도 '그러려니' 모른 척하기 234
당신이 느린 건 당신 탓이 아니다 236

[특별부록]   나미표 일상식단 35 240

[에필로그]   과거의 나에게, 현재의 너에게!
                      "넘쳐도 좋다! 그리고 모자라도 좋다!" 254

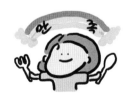

나미 쌤, 고마워요!

1년 만에 연락드려요.
시험관 이식하는 날, 선생님께서 꽃 피는 봄에 꽃 같은 아이가 온다며
이번이 마지막이면 좋겠다고 말씀해주셨는데
신기하게 정말 제 마지막 시험관이 되었어요.
그때 자리 잡은 아이는 오늘로 태어난 지 삼칠일이 되었습니다.

임신 중에 선생님 생각 참 많이 했어요.
일곱 번을 유산하고, 26주에 원인 미상 사산으로 배 속 아이를 잃고
가장 고통스러웠던 시기에 선생님을 만나 많이 위로받고 몸도 회복해서
다시 아이를 품을 수 있었어요.

유산도 많이 했고 노산인 데 비해 붓기도 없고 컨디션도 좋습니다.

몸 풀고 나면 다시 찾아뵙고 인사드릴게요.
늘 건강하고 행복하세요.

김○○, 41, 여

1부

다이어트가 나를 망쳤다

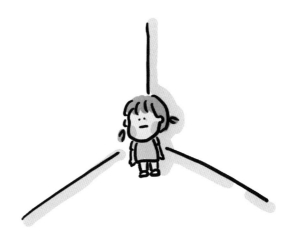

13살,
인생 첫 다이어트

나는 아주 어릴 적부터 통통했다고 한다. 아기 때부터 먹는 걸 좋아했고 먹을 것만 잘 주면 크게 떼쓰거나 울지 않았다고 한다.

배가 빵빵하게 불러 있어도 분유 한 방울 남기는 법이 없고, 배불리 먹이면 잠투정 한 번 하지 않았다며 엄마는 아직도 세상에 나처럼 둔한 아이는 없을 거라고 말한다.

나는 그렇게 먹는 걸 좋아하는 아이로, 통통하게 태어나 쭉 통통하게 혹은 뚱뚱하게 살았다. 문제는 커가면서 단지 또래보다 체구가 크다는 이유로, 주변 사람들의 시선 속에 내가 괜찮지 않은 아이가 되었다는 데 있다.

나는 세 자매 중 첫째로 태어났다. 어릴 때부터 입이 짧아 마른 둘째와 많이 먹어도 타고나기를 마른 막내. 그 속에서 뚱뚱한 나는 꼭 돌연변이 같았다. 사람들은 우리 세 자매를 보고 늘 한마디씩 했다.

"네가 동생들 먹을 걸 다 뺏어 먹었구나!"

"너는 욕심이 많구나! 혼자만 먹으니까 살찌지! 나눠 먹으렴."

"동생들은 말랐는데 너만 살찐 거 보니, 엄마가 너만 다리 밑에서 주워왔나 보다!"

다들 웃으며 이야기했다. 상처받은 내 표정을 뻔히 보면서도 그저 농담이라고 말했다. '농담이야'라는 그 한마디 때문에 나는 화를 내거나 기분 나쁜 내색을 할 수 없었다. 화를 내면 악의 없는 농담조차 못 받아들이는 속 좁은 아이가 되어버리기 때문이다.

괜히 서러워 눈물을 훔치거나 억울한 표정이라도 짓는 날엔 어른들은 오히려 장난기 가득한 표정을 지으며 한마디씩 더 보탰다.

농담 혹은 걱정이라는 말로 포장된 무심한 말들에 끊임없이 상처받았다. 커갈수록 상처받는 횟수는 늘어났고, 또래보다 '뚱뚱'한 건 놀림의 대상이 되거나 불편한 시선을 받기 쉽다는 걸 깨닫게 되었다.

초등학교 5~6학년쯤 되었을 무렵 2차 성징이 왔는데 가슴의 발달 또한 친구들보다 빨랐다. 모두가 어렸고 처음 겪는 변화이니, 가슴이 발달하고 브래지어를 착용하는 게 친구들 사이에선 굉장한 이슈였다. 친구들보다 큰 체구로 인해 시선을 받는 게 부끄러웠던 나는 큰 사이즈 옷만 고집하며 어깨를 웅크리게 되었다.

그렇게 통통하거나 혹은 뚱뚱한 건 어느새 나에게 창피한 일이 되어버렸고, 그 무렵 나는 더 살찌면 안 된다는 생각이 들어 친구가 입에 넣어준 젤리를 몰래 뱉어버렸다. 그것이 내가 기억하는 다이어트의 시작이었다.

그때 나는 겨우 13살이었다.

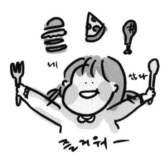

네

않다

즐거워 —

아
뚱뚱이!

?!
뚱뚱이

아이고
돼지야—
동생들꺼 까지 각 먹갔구나
엄마가 너만
죽여오셨나보다
동생들은 다 말랐는데
너는 왜

아, 농담이야 ~

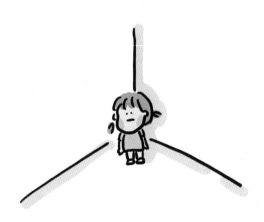

15살, 섭식장애
그 불행의 시작

농담이나 걱정이라는 말로 포장된 말에 상처받지 않기 위해, '다이어트 중이에요!'라는 소심한 반박이라도 하기 위해, 끊임없이 다이어트를 하던 나에게 친구는 이런 말을 했다.

"야, 힘들게 다이어트 안 해도 돼. 우리 오빠 친구가 먹고 토해서 한 달 만에 10kg 뺐대. 너도 그냥 먹고 토해."

친구의 말을 들었을 때 '이거다! 다 끝났다. 먹고 토하면 뭐든

지 다 리셋이 되겠구나!' 뭐 그런 생각을 했던 것 같다.

그날 저녁 나는 첫 폭식 후 구토를 했다. 변기통 앞에 쪼그려 앉아 목구멍에 손가락을 밀어 넣었을 때 나는 고작 15살이었다. 그렇게 폭식 후 구토를 시작한 뒤, 약을 먹지 않으면 일상이 불가능할 만큼 지독한 비염을 앓게 되었다.

하지만 나는 멈추지 않았고 하루에 한두 번씩 습관적으로 토를 했다. 한 번에 잘 토하기 위해 일부러 더 많은 음식을 밀어 넣었다. 두려운 마음도 있었지만 비교당하지 않는 편안함이, 양껏 좋아하는 음식을 먹는 즐거움이, 살 빠졌다고 알아봐주는 사람들의 관심이 주는 기쁨이 더 컸다.

15살에 60kg 중후반대이던 몸무게가 18살에는 48kg이 되어 있었다. 꿈꾸던 '48'이라는 숫자를 보고 몇 번이고 체중계에 다시 올라갔던 기억이 난다. 나는 무척이나 행복했고 지긋지긋한 '살'로부터 해방됐다는 생각과 함께 '내 방식이 옳았구나. 내 선택이 맞았구나!'라며 합리화를 했다.

그러나 48이라는 숫자와 함께 '건선'이라는 면역계 만성 피부 질환을 얻었다. 가려움과 피부 통증과 함께 피부에 동그랗게 붉은 반점들이 생겼고, 상처 부위에서 고름이 나오기 시작했다. 건선은 주로 팔꿈치, 무릎, 엉덩이, 혹은 관절이 접히는 부위에 발생하는데, 나는 무릎 뒤편, 관절이 접히는 곳에 발생했다.

처음에는 건선인 줄도 몰랐다. 피부발진 부위가 커져 고름이 나서 찾은 피부과에서는 땀띠라고 했다. 땀띠 연고를 발랐으나 증상은 호전되지 않았다. 어느 병원에서는 아토피라고 했고 어느 병원에서는 단순 피부발진이라고 했다. 그사이 동그란 건선들이 몸 여기저기 퍼져버렸다.

건선이라는 질환 명을 처음 들은 곳은 피부과가 아니라 한의원이었다. 한의사는 '위장' 기능이 약해 몸에 독소가 많고 면역이 저하되면서 발병한 것이라고 말했다. 한의원에서 처방한 위장 기능 개선에 도움되는 '환'을 먹은 후로 건선 반응이 호전되었다.

의학적으로 건선의 원인은 아직 정확하게 밝혀진 것이 없다. (면역 물질이 피부의 각질 세포를 자극해 각질이 과도하게 증식하면서 염증을 일으킨다는 이론이 우세하다.)

18살의 나는 몸이 망가져가고 있다는 사실을 알았을지도 모른다. 하지만 다시 살이 찔까 무서운 마음에 망가져가는 몸을 외면했다.

나에게 가장 무서운 건 옷으로 가려지는 건선이 아니라 옷으로도 가려지지 않는 '체구'였다. 나는 그렇게 살찔까봐 두려운 마음에 망가지는 몸을 외면했다.

외면하면 결국 더 비참해진다는 걸 이때는 알지 못했다.

21살, '외모 지상주의'에서
살아남는 법

21살의 겨울, 나는 첫 직장에 입사했다. 압구정의 유명한 성형병원에서 매니저로 근무를 시작했다. 161cm에 53kg으로 뚱뚱하지도 마르지도 않다고 생각했는데, 당시 근무하던 여자 직원들 중 체중이 가장 많이 나갔다.

그렇게 죽기 살기로 다이어트를 해왔건만, 그곳에서 나는 가장 뚱뚱했다. 직장에서 더 날씬하고 더 예쁘기를 말로, 행동으로, 표정으로 끊임없이 강요받았다.

오전 10시 30분에서 오후 9시 30분, 11시간의 근무시간 동안 식사는 오후 4시 딱 한 번 제공되었다. 이유는 간단했다. 살찌면 예쁘지 않으니까. 뚱뚱한 사람이 일하는 병원에서는 아무도 성형을 받고 싶지 않을 거라고 했다. 그곳에서 근무하는 동안 "살 빼, 살 빼자, 얼굴 살이 없으면 정말 예쁠 거야."라는 말들을 끊임없이 들었다.

입사 후 3개월이 지날 무렵 가장 키가 작고 통통한 몸매에 피부 트러블이 많은, 그들 기준에 '예쁘지 않은' 직원이 갑작스레 해고되었는데 해고 사유는 모호했다.

사회생활을 막 시작한 나에게 그 일은 꽤나 충격적인 사건이었고, 나도 어느 날 갑자기 해고당하지 않을까 하는 두려운 마음이 들었다. 첫 직장에서 해고를 당하는 건 인생의 실패 같았기에 무슨 일이 있어도 살아남아야겠다고 다짐했다.

외모를 중시하는 환경에서 살아남을 방법은 더욱 조금 먹고, 더 자주 토하는 것뿐이었다. 입사할 때 53kg이었던 몸무게에서 근무하는 동안 10kg 가까이 빠졌고, 나는 갈수록 예민해졌다.

내 머릿속에는 온통 다이어트 생각뿐이었다. 어떻게 하면 더 예뻐질까, 어떻게 하면 더 마를 수 있을까, 끊임없이 스스로를 괴롭혔다.

점심시간에는 원장님을 졸라 시술을 받았고, 쉬는 날에는 다른 병원을 찾아갔다. 식욕 억제제와 다이어트 한약을 달고 살았고 약이 떨어지면 극도로 불안해졌다. 당시 나는 '살'에 미친 사람 같았다.

나는 몸도 마음도 말라가고 있었다. 그러다 어느 날 상담을 끝내고 나가는 초점 없이 멍한 표정의 환자를 마주쳤다. 짧은 시간이었지만 그 눈빛이 서글프면서도 왠지 모르게 무섭게 느껴져 상담을 마친 실장님께 슬쩍 물어보니, 다이어트 약의 부작용과 체중 강박을 견디지 못해 차도에 몸을 던진 발레리나라고 했다.

그때까지만 해도 나는 그 정도는 아니라고 스스로를 다독였지만, 거울 속에는 그 발레리나와 같은 눈빛을 한 내가 있었다.

살찌는 게 무서워서 하루에 한 끼 먹은 것마저 억지로 토를 하면서도 끊임없이 불안해하는 나 자신이 너무 무섭게 느껴졌다. 그렇게 무너져가는 나 자신을 더 이상 모른 척할 수 없어 일을 그만두었다. 입사 2년이 지난 무렵이었다.

23살, 다이어트 강박이라는
내가 만든 지옥

좀 더 안정적인 직장을 얻고 싶어서 공부를 시작했는데, 공부를 시작하고 3개월도 채 되지 않아 체중이 10kg도 넘게 불어났다. 체중이 불어난 이유는 단순히 앉아 있는 시간이 길어져서가 아니었다.

절식은 여전했지만, 음식을 먹을 때마다 매번 게워내지 않았기 때문이다. 병원에서 일하는 2년 동안 내 몸은 '초절식'에 맞춰져 있었다. 예전보다 조금 더 섭취되는 음식을 몸은 모두 지방(잉여 에너지)으로 저장하려 했을 테니, 먹는 양에 비해 체중이 빠르게 증가할 수밖에 없었다.

흔히 말하는 물만 마셔도 살찌는 상태가 된 것이다. 10년 넘게 반복하며 끝나지 않는 이 지긋지긋한 다이어트 때문에 숨이 막히는 것 같았지만, 포기할 수가 없었고 공부에도 온전히 집중하지 못한 채 끊임없이 다이어트의 늪에서 허우적거리기를 반복하며 지냈다.

그러다 집안 형편상 더 이상 공부를 지속할 수 없는 상황이 되어버렸고, 다시 생계 활동을 시작해야 했다. 여러 성형병원을 다니며 면접을 봤지만 살이 많이 쪄버린 상태에서 성형병원 재취업은 불가능했다.

살 빼기 위한 돈을 벌려고 일반사무직으로 일하기 시작했다. 수습 기간이 끝나자마자 허벅지 지방흡입 수술을 했다. 다시 예뻐질 거라고 철석같이 믿었는데, 지방흡입 후 식욕억제제가 들지 않을 정도로 폭식증은 더 심해졌다. 인위적으로 다량의 지방이 빠져나간 후, 원래의 몸을 유지하기 위해 식욕을 증가시키는 호르몬이 폭발한 것이다.

나는 마른 몸으로 돌아가기 위해 계속 발버둥을 쳤지만, 허우적거리며 발버둥 칠수록 더 깊이 빠지는 것 같았다.

말 그대로 나는 내가 만든 지옥에 갇혔다.

25살, 10년을 기다리던 말
'지금 이대로 괜찮아'

　　다시 날씬해지지 못한다는 사실을 깨닫는 순간부터 자존감이 바닥을 치며 무너졌다. 매일매일이 자책의 연속이었다.

　　그렇게 내가 만든 지옥에서 허우적거리던 25살의 겨울, 나에게 '지금 이대로 괜찮아'라고 말해주는 남자를 만났다. 그 남자의 별거 아닌 말 한마디로 10년 만에 저녁 먹은 걸 억지로 토해내지 않았다.

　　그날 밤 이런 생각을 했던 것 같다.

'10년 동안 살찌지 않기 위해서 스스로를 혹사하는 동안 왜 단 한 명도 나에게 지금 이대로도 괜찮다고, 이 자체로도 충분히 예쁘다고, 너무 애쓰지 않아도 된다고 말해주지 않았을까?'

그런데 이제 와 돌이켜보니 주변 사람들이 나를 걱정하지 않거나 말리지 않은 게 아니라 나 스스로 눈을 감고 귀를 닫고 있었다. 토한다는 사실을 모르고 마냥 말라가는 딸을 보는 부모님의 걱정 어린 눈빛을, 퇴근 후에 유독 예민해진 나를 위해 자리를 피해주는 동생의 배려를, 나를 '다이어트광'이라고 부르며 이제 그만하라 만류하는 친구들의 애정 섞인 목소리를 눈감고 귀 닫고 모르는 척했다.

요즘 나는 동생에게 '왕년에'라는 말을 붙이며 날씬했던 10년 전 이야기를 종종 하곤 한다. 내 기억 속 10년 전 나는 뚜렷한 이목구비에 날씬한 모습인데, 동생의 기억 속 나는 건선으로 짓물러 나온 고름에 스타킹이나 옷이 들러붙어 고통스러워하고 구토 후 눈이 빨개진, 늘 아픈 모습을 한 안쓰러운 언니라고 한다.

예쁘고 날씬하기 위해 최선을 다해서 살았던 10년 전 나는 결코 예쁘지도 행복하지도 않았다. 스스로 만든 강박에 갇혀 마음을 닫아버리고 혼자라고 생각한 10년이 넘는 시간 동안 나는 늘 주변의 걱정을 받고 있었다.

그 남자의 '지금 이대로 괜찮아'라는 말은 강박에 빠져서 매일 폭식과 구토를 반복하던 불쌍한 자신을 돌아보는 계기가 되었고, 지금 모습 그대로도 충분하다고 말해주던 그 남자는 27살이 되던 봄, 어떤 모습이어도 사랑한다며 나의 남편이 되어주었다.

해피엔딩이 될 거라고 착각할 만큼 완벽한 순간이었다.

✦ 그때의 나는 예쁘지 않았다 ✦

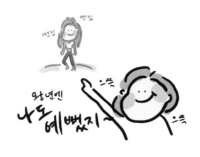

왕년엔
나도 예뻤지~

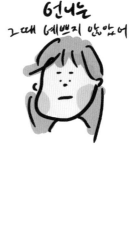

언니는
그때 예쁘지 않았어

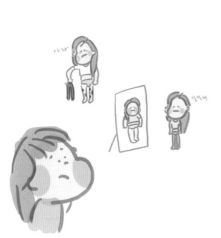

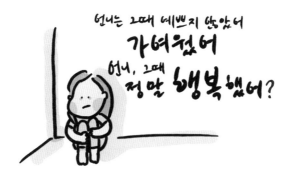

27살, 깨닫는 순간에는
이미 늦었다

있는 그대로의 나를 사랑해주는 남자를 만나 행복한 결혼생활을 시작하면 내가 만든 지옥에서 나올 수 있을 거라 생각했는데, 섭식장애란 그렇게 간단한 게 아니었다. 완벽한 해피엔딩이 아닌 완벽한 불행의 시작이었다.

15살 때부터 10년을 넘게 반복하던 폭식과 구토로 호르몬이 불안정했기에 나의 생리는 대부분 고통스러웠다. 널뛰는 감정 기복과 폭식으로 이어지는 생리전중후군, 불규칙한 생리주기, 진통제를 먹지 않으면 견딜 수 없을 정도로 심한 생리통, 거기다

외출이 무서울 정도의 비정상적으로 많은 생리량.

나는 이 모든 것들이 당연한 것이라 여기며 살아왔는데 결혼 후에야 당연하지 않은 반응이었다는 걸 알게 되었다. 결혼하고 얼마 지나지 않아 생리가 두 달이나 늦어졌다. 결혼 전이라면 자주 있는 일이니 크게 신경 쓰지 않았겠지만, 결혼을 하고 나니 '임신'이 아닐까 싶은 마음에 괜히 신경이 쓰였다.

혹시나 싶어 확인해본 임신 테스트기는 두 줄을 보여줬다. 남편은 누구보다 기뻐했지만 나는 테스트기 선이 조금 흐려 걱정스러운 마음이 들었다. 걱정과 부푼 기대를 함께 가지고 방문한 산부인과에서는 임신이 아니라는 말과 함께 호르몬 수치가 불안정하고 다낭성난소증후군이 심해서 이렇게 두면 자연임신을 못 할지도 모른다는 청천벽력 같은 이야기를 들었다. 조심스럽게 의사에게 불임 여부를 묻자, 시큰둥한 표정으로 이렇게 대답했다.

"지금은 아니지만, 이렇게 두면 결국 불임이 되는 거죠. 살부터 빼고 오세요. 물론 빼기 힘드시겠지만."

무심한 의사의 표정과 말투, 목소리가 아직도 기억에 선명하다.

아이를 원하는 사람에게 임신을 하지 못할지도 모른다는 말은 사망선고 같은 거였다. 예상치도 못한 말에 눈물도 나지 않았다.

애써 아쉬움을 감추며 웃어주는 남편의 얼굴을 마주하기 미안할 뿐이었다. 그날 나는 울지 않았지만 그 후로 며칠을 앓았다.

호르몬제를 자가주사하고 배란유도제를 복용해도 배란이 잘되지 않는 배란장애와 반복되는 위장장애와 갑상선기능저하, 한포진, 비염, 그리고 심한 건선으로 전신 가려움증 때문에 약 없이는 잠을 잘 수 없었고 다리 저림으로 발가락을 바늘로 찌르고 잠드는 날이 지속되었다. 그 와중에 체중은 멈추지 않고 불어났다.

이미 정신을 차렸을 때 나는 너무 많은 걸 잃은 후였다. 행복할 거라고 믿었던 27살의 가을, 나는 죽고 싶었다.

다낭성난소증후군이란?

많을 '다(多)' + 주머니 '낭(囊)'.

정상적이라면 생리주기마다 하나의 난포가 성숙되어 배란이 이루어져야 하는데, '다 낭성'은 말 그대로 난소에 난포가 여러 개 배란되는 것을 의미한다. 심한 경우 난포가 포도송이처럼 보이기도 하며, 난포의 개수가 많을수록 미성숙 난포 또한 많기 때문에 배란을 위한 우성 난포를 성숙시키지 못해 다낭성난소증후군의 60% 이상이 배란장 애 및 무월경, 생리불순을 겪는다.

다낭성난소증후군의 원인은 아직 명확하게 밝혀지지 않았지만 '유전성'과 호르몬 불 균형을 초래하는 환경적 요소가 복합적으로 작용한 것으로 본다.

다낭성 난소

정상 난소

28살, 목적을 잃어버린 다이어트

　　　　　병원을 다녀오고 한동안 무기력한 시간을 보냈
다. 그렇게 2주쯤 지났을 무렵 '살아야겠다'는 생각을 했다. 당시
체중은 70kg 후반대까지 불어 있었고, 장꼬임과 위경련으로 응급
실과 병원을 3개월 동안 6번이나 갈 만큼 위장질환 또한 잦았다.

　아프지 않고, 사람답게, 좋은 사람들과 걱정 없이 맛있는 음식
을 먹고, 예쁜 아기를 낳고 남들처럼 살고 싶다는 생각이 들고 가
장 처음 한 일은 건강검진이었다.

　건강검진의 결과는 예상보다 처참했다. 고지혈증, 콜레스테롤

은 물론이고 혈관 나이가 7살이나 많게 나왔다. 술은 입에도 대지 않았는데 술 좋아하는 50대 아저씨에게서나 볼 수 있는 지방간이라며 체중 감량이 꼭 필요한 상황이라고 했다.

건강검진 후 살기 위해서 다니던 직장을 그만두고, 하루 한 끼만 먹던 식습관을 바로잡고 규칙적인 운동을 해야겠다고 결심했다.

그렇게 다이어트는 다시 시작되었다. '올바른' 방식의 다이어트를 찾아 수많은 트레이너를 만났다. 대부분의 트레이너들은 다이어트를 성공시켜줄 수 있다며 자신했다.

내가 살찐 이유는 많이 먹고 조금 움직였기 때문이기에, 어떤 이는 한 달에 10kg 이상 감량시켜주겠다며 호언장담했다. PT 외에도 트레이너들이 짜주는 홈 트레이닝, 온라인 코칭, 필라테스, 순환운동, 수영, 계단 오르기, 서킷트레이닝, 교정운동, 요가 등 안 해본 운동이 없었다. 닭가슴살, 고구마, 야채만 먹는 닭고야 식단 같은 전형적인 다이어트 식단부터 간헐적 단식, 1일 1식, 덴마크 다이어트, 저염 식단, 해독주스, 탄수 제한 식단, 칼로리 제한 식단 등 안 해본 식단도 없었다.

그런데도 체중 감량은 더뎠고 운동과 식단을 반복할 때마다 컨디션은 빠르게 무너졌다. 일상생활이 어려울 정도의 무기력감, 수면장애, 탈모, 더 자주 나타나는 면역계 질환, 그리고 운동 후엔 늘 심한 안면홍조와 상체로 열이 치솟는 증상이 생겼는데 수족냉증과 복부냉증은 갈수록 심해졌다. 트레이너들은 적응 기간이라고 말하거나 '명현' 현상이라고 했다. 이런 프로그램들을 짧게는 1개월, 길게는 6개월 정도를 지속했다.

시간이 지나 그들은 기대만큼 감량이 되지 않는 나를 보며 내가 이상한 거라고 말했다. 나의 노력이 부족하다며 내 탓을 하거나 내가 체력이 너무 약해서 적응을 못 하는 거라 말했다. 속상해하는 나에게 몰래 뭘 먹었느냐며 비아냥거리기도 했다. 전문가들은 많은데 내 몸에 일어나는 반응들에 대해 이야기해주는 이는 아무도 없었다.

그 책임은 오롯이 내 몫이었고, 그저 내가 부족하거나 이상한 탓이었다.

운동을 하면 체력이 좋아지고 몸이 가벼워진다는데 나는 아침에 일어나는 게 갈수록 힘들었다. 자도 자도 늘 잠이 부족했고 무기력했다. 운동을 가지 않는 날에는 오후 늦게까지 잠에 취해 허우적거리기 일쑤였다. 운동 가는 날에는 억지로 점심때쯤 일어나 닭가슴살, 토마토, 고구마 같은 다이어트 식단을 챙겨 먹고 운동을 다녀왔다. 평균 2시간에서 길게는 하루 3시간까지 운동을 했는데 그렇게 운동 후 집에 돌아오면 기절하듯 다시 잠들었다.

감량이 더딘 나에게 트레이너들은 줄곧 공복 유산소 운동을 권유했다. 트레이너의 권유에 몇 시에 일어나건 눈 뜨면 물 한 모금 마시고 땀복을 챙겨 입고 실내 자전거를 탔다. 그렇게 공복 유산소 운동을 한 날에는 밥만 먹어도 피로감이 심하게 몰려왔고 부종은 더 심해졌다.

그때의 나는 정말 체력이 약해 운동에 적응하지 못했던 걸까? 아무리 적응하는 과정이라지만 일상생활이 안 될 정도로 심한 무기력감이 동반되는 것이 당연한가? 그렇지 않다. 분명 무언가 잘못되었다. 그때는 몰랐지만 지금은 명확히 말할 수 있다.

수많은 운동과 식단을 반복하면서 내가 운동과 식단을 하는 '목적', 그리고 당시 나의 '컨디션'을 간과했다. 나는 그저 운동에 혹사된 것이었다. 전문가들이 제시한 운동과 식단을 반복할수록 더 악화되고 있었지만 아무도 나의 컨디션을 묻지 않았다.

나도 나 자신에게 묻지 않았다. 그들도 나도 좋아질 거라고, 좋아지는 과정이라며 묵인했다.

✦ 저 몰래 뭐 먹어요? ✦

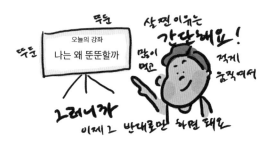

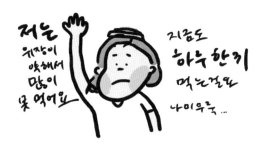

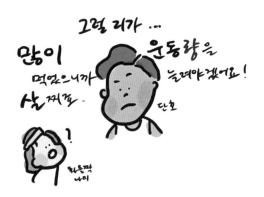

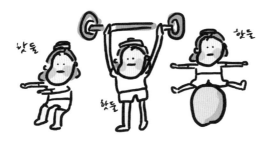

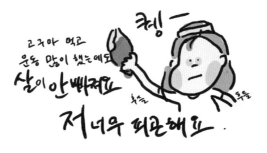

고구마 먹고
운동 많이 했는데도
살이 안빠져요
저 너무 피곤해요.

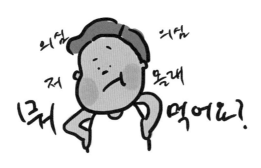

의심 의심
저 몰래
뭐 먹어요?

29살,
미끄러지는 연습

무리한 운동이나 정형화된 다이어트 식단이 내 몸에 맞지 않음을 깨닫고 호르몬제, 스테로이드 연고, 고강도의 운동과 다이어트 식단을 중단했다. 스테로이드 연고를 끊자 건선이 전신에 퍼져 고름으로 짓물렀고, 통증에 가까운 가려움증으로 괴로운 시간을 보내야 했다.

그 시간을 견디자 상처에 딱지가 앉기 시작하며 피부가 조금씩 부드러워졌다. 이후 본격적으로 잘못된 것들을 하나씩 고쳐 나가기로 했다. 우선은 '잘 먹는 것'부터 해보기로 마음먹었다.

시작은 폭식 후 구토, 섭식장애의 개선이었다. 섭식장애 개선을 위해 다양하게 시도했지만 해결책을 찾지 못했었다. 의사는 원인을 찾으려고 하지 않고 단순히 식욕억제제를 처방했고, 상담사는 '스스로를 사랑하세요' 같은 뜬구름 잡는 말을 할 뿐이었다.

나는 섭식장애를 앓고 있었지만 누구보다 나 자신을 사랑하고 있었다. 섭식장애란 의지박약처럼 치부되는 경우가 많다. 내가 식이코칭을 하며 만난 심리상담사는 어려운 상담 중 하나가 섭식장애 상담이라 말했다. 먹토와 폭식을 반복하는 섭식장애 내담자는 식단 부분은 터치하지 않고, 내담자의 몸 상태에 따라 내과나 정신과로 트랜스시켜서 식욕억제제를 처방한다고 말했다. 섭식장애 환자들은 2~3개월 약을 복용하면 개선되는 것 같다가도 6개월 안에 다시 도져서 돌아오기 때문에 정신과 의사들이 가장 어려워하는 환자 중 하나라며 이야기했다.

섭식장애는 괜찮은 것 같다가도 스트레스, 수면, 생리주기 혹은 날씨의 변화 같은 사소한 요인들이 바로 폭식으로 연결되어 버리기도 하고 정말 별 이유 없이 도지기도 하기 때문에 스스로도 예측이 어렵다.

식단 제한이 들어가면 그 스트레스를 오래 견디지 못하고 더 심한 폭식으로 터져나왔다. 나는 섣불리 실행하기보다 '왜'에 대한 생각을 먼저 했다. 왜 폭식으로 이어지는지, 나의 섭식장애가 심리적인 요인인지 혹은 몸에서 보내는 신호인지 아니면 정말 단순한 습관 때문인지.

그렇게 집중하고 보니 나의 폭식은 크게 두 부류로 나뉜다는 걸 깨달았다. 애초에 '작정'하고 먹는 경우, 다른 하나는 나도 모르게 터지는 경우였다. 스트레스 같은 특정 요인이 생기면 나는 폭식할 작정을 하고 있었다. 그게 아닐 때는 음식을 먹다가 '에라 모르겠다' 하고 터지는 경우였다.

만약 마음의 병이 있는 거라면 당장 개선하기 어려울 거라고 판단했기 때문에 우선은 '몸'에 더 집중해보기로 했다. 그렇게 몸의 반응에 집중하니 그제야 보이는 것들이 있었는데, 그중 하나가 '생리'였다. 흔히 건강하다고 하는 고구마, 단호박으로 탄수화물을 대체한 저탄수 식단으로 먹은 달보다 일정량 이상의 탄수화물을 규칙적으로 섭취한 달에 생리가 더 일정하게 진행되는 것을 알 수 있었다.

그때부터 나는 몸에서 당이나 탄수화물을 필요로 하는 원인들을 공부하기 시작했다. 반복적으로 나타나는 몸의 반응들을 찾고, 그에 맞는 원인과 해결방법을 찾아 나갔다.

밑져야 본전이라는 마음으로 인터넷에 떠도는 여러 방법들을 시도했다. 시도 전에 그 방법에 대한 이론을 검색하고 전문서적이나 논문을 찾아보고, 의사들이나 트레이너 혹은 체질식을 하는 사람들을 만나 물어보기도 했다.

다만 이전처럼 그들이 하는 말을 맹신하거나 섣불리 행동에 옮기지 않았다. 공부한 내용을 바탕으로 내 몸으로 직접 실험하며 다시 공부했다.

씹는 욕구 해소를 위해 채소를 많이 먹는 식단을 시도했다가 잦은 설사와 위장장애를 겪으며 실패하고, '소화'에 대해 공부했다.

고단백 식단을 한 후에 피로도가 높아지는 걸 깨닫고 '간 기능'을 공부했다. 매 끼니 후 간식을 먹으면 보상심리가 생기지 않아 폭식이 사라진다는 인터넷에 떠도는 이론을 시도했다가 실패한 후 '혈당'을 공부했다. 공복감이 들 때마다 물을 마셨다가 부종이 심해진 후 '림프순환'을 공부했으며, 식단에 따라 생리주기가 달라지거나 면역계 질환이 나타나는 걸 발견한 후 '호르몬'에 대해 공부했다. '해독'을 위해 해독주스를 마시는 다이어트를 한 후 체중이 널뛰고, 똑같이 칼로리 제한 식단을 하고 같은 운동을 한 친구와 감량 속도가 다른 걸 확인한 후 '대사'에 관심을 갖고 공부했다.

그 과정에서 나는 수십 번을 미끄러지며 실패하며 공부했고, 실패했으며 또 나아갔다. 반복된 과정 속에 몸의 기능들이 연쇄작용을 한다는 걸 깨닫게 되었다.

순환이 안 되는 몸 상태에서 하는 고강도 운동은 막힌 몸에 펌프질만 하는 꼴이라 몸을 더 붓게 하며, 소화가 되지 않으면 오히려 음식 욕구가 강해져서 식후 가짜식욕이 나타나고, 위장이 약한 상태에서 생채소를 먹으면 속이 쓰리다거나 하는 몸의 반응들을 읽으며 대응할 수 있게 되자 내 몸도 변화하기 시작했다.

상체로는 열이 치솟아 머리카락이 얇아지고 복부랑 발은 냉해서 한여름에도 양말을 신고 자야 했는데 몸의 반응에 집중해서 식단과 운동을 하니 냉하던 발에 열이 돌기 시작했다. 40~60일 주기를 오가던 불규칙한 생리주기는 정상 주기를 되찾았고, 극심한 생리통은 언제 그랬느냐는 듯이 사라졌다.

느린 속도지만 이번엔 정말 올바른 방향으로 나아가고 있다는 게 느껴졌다.

✦ 나의 속도 ✦

피자   밥   햄버거

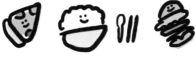

식이장애가 있는지
가짜식욕이 강한지

생리는 주기적인지
생리통은 심한지 혹은 출산을 했는지

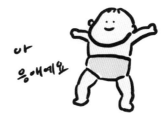

양 한 마리   양 두 마리   양 세 마리

잠은 잘 자는지
평소 피로감이 크진 않은지

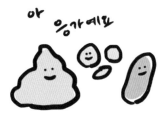

소화나 배변활동은
잘되는지

체중계

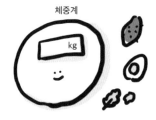

잘못된 다이어트를
얼마나 반복했는지에 따라

나아가는 속도는
다 다르다.

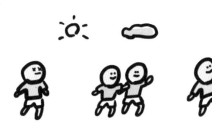

슬프게도 내 몸의 속도는
나의 노력과 비례하지 않지만

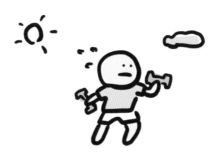

올바른 방향으로만 나아간다면
몸은 반드시 변한다.

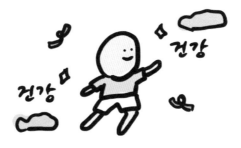

31살,
2년 동안 20kg 감량하다

2년이 넘는 시간 동안 내 몸의 반응들에 귀 기울이며 일반식과 운동을 병행하니 고강도 운동과 각종 다이어트 식단으로도 꿈쩍하지 않던 체중이 근육 손실 없이 20kg 이상 줄었다. 나를 괴롭히던 무기력감도 사라졌다. 짜증 잘 내고, 예민한 성격도 한결 부드러워졌다.

나는 정말 사람답게 살게 되었다. 그 무렵, 같이 운동하던 친구의 권유로 SNS에 운동이나 식단 정보를 공유했는데, 과거의 나와 닮은 사람들을 만나게 되었다. 스스로 '평생 다이어터'란 이름

표를 달고, 운동 강박으로 하루에 몇 시간씩 운동하고, 외식하는
게 두려워 약속을 미루며, 몸에 맞지 않는 식단과 운동을 강행하
면서 힘들어했다.

생리불순이나 극심한 생리전증후군, 생리통, 다양한 면역계
질환, 난임 등의 문제들을 갖고 있음에도 정형화된 식단과 운동
을 힘들어하면서 내려놓지 못하고 있었다.

나는 예쁜 외모의 필라테스 강사도, 근육질의 헬스트레이너도
아니며 하다못해 그 흔한 복근 사진 한 장 없었지만 생각보다 많
은 이들이 나의 경험과 변화에 공감했고, 과거로부터 벗어난 나
에게 도움을 요청해왔다. 처음에는 단체 채팅방에서 무료로 식
단 정보들을 공유했다. 10명을 모집하면 반나절 만에 70명이 넘
는 인원이 신청할 만큼 도움을 필요로 하는 이들이 많았다. 나는
그들에게 마지막 지푸라기였을 것이다. 100명 가까이 되는 사람
들과 짧게는 2주, 길게는 4주씩 5번의 무료 코칭을 진행했다.

오랜 시간 고생한 섭식장애를 개선하기도 하고, 체중 감량을
하기도 하고, 생리불순을 개선하기도 했다. 식단만 바꿨을 뿐인
데 자궁경부암 고위험군에서 3개월 만에 음성 판정을 받기도 하
고, 높았던 혈당 수치가 정상을 찾기도 하고, 기다리던 아기를 만
나기도 했다.

수많은 사람들이 과거의 나처럼 지옥에 살고 있다며 손을 뻗

어왔고 나는 기꺼이 그 손을 잡았다. 그렇게 본격적으로 식이지도사 자격증을 취득한 후 사무실을 오픈하고 연간 1,000명이 넘는 인원을 코칭했다. 가끔 누군가 나에게 묻는다.

"거기 상담받으러 가는 사람들은 어떤 사람들인가요?"

나는 늘 같은 답변을 한다.

"아주 평범한 사람들이요."

누군가의 부모이기도 하고 딸이나 아들이기도 하고, 또 누군가의 선생님이기도 하고 주치의이기도 하고, 오늘 아침 출근길에 마주친 평범한 회사원이기도 한 어디서나 볼 수 있는 평범한 사람들.

나는 다양한 직업을 가지고 다양한 증상을 호소하는 지극히 평범한 사람들을 만나 그들과 같이 또 한 걸음을 나아갔다.

죽고 싶었던 27살의 가을을 살아내고 찾아온 31살의 봄. 나는 그렇게 식이지도사가 되었다.

34살,
내 몸에 '제대로' 집중하는 법

　　　　지금도 수십 개의 다이어트 방법이 유행처럼
지나가고 전문가들은 각기 다른 목소리로 자기주장을 내세운다.
그러나 중요한 것은 온전히 내 몸에 집중하는 것이다. 나는 내 몸
에 집중할수록 몸이 보내는 신호들을 더 정확히 인지할 수 있게
되었다. 운동이나 식단을 한 만큼 긍정적인 효과를 보지 못하는
건 노력이 부족해서가 아니라 지금 하는 운동과 식단이 내 몸에
버겁다는 신호일 수 있다.

　지난 10년 동안 내 몸은 끊임없이 살려달라는 신호를 보냈을

것이다. 나는 내가 만든 지옥에서는 빠져나왔지만, 내 몸은 지옥에서 살던 흔적들을 고스란히 가지고 있었다. 라운드 숄더, 거북목, 반장슬(back knee: 무릎이 지나치게 뒤로 빠진 다리), 척추측만증 같은 무너진 체형과 조금만 컨디션이 안 좋아도 불쑥불쑥 올라오는 비염, 한포진, 건선, 구순포진 같은 면역계 질환들, 꾸준히 관리해줘야 하는 다낭성난소증후군과 갑상선기능저하.

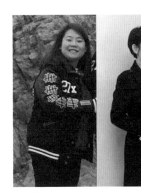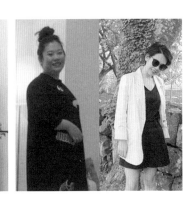

20kg 감량 전후

3년 동안의 변화

몸 여기저기에 남은 처참한 흔적들을 수습해가며 사람답게 살기까지 꼬박 3년쯤 걸렸다. 왜 빨리 변하지 않는지 스스로가 원망스러울 때도 있고 포기하고 싶을 때도 있었지만 나는 내 속도로 꾸준히 나아갔다. 나는 여전히 면역계 질환을 가지고 있지만, 이전처럼 계절이 바뀔 때마다, 피곤할 때마다 불쑥 올라와 나의 일상을 방해하지 않는다.

완치가 없다 알려진 다낭성난소증후군이지만 33살의 여름, 더 이상 다낭성이 아니라는 진단을 받았다. 34살의 봄, 나는 누구보다 건강한 몸으로 쌍둥이를 임신하게 되었다.

그 흔한 입덧이나 임산부 변비도 없고 늘 나를 괴롭히던 혈당이나 갑상선 수치가 문제가 된 적도 없다. 그렇게 간절히 바라고 애써도 오지 않던 아이가 내 몸에 집중하자 자연스럽게 찾아와 주었다.

물론 지금까지도 많은 것들이 변했지만 그것이 결코 끝이 아니라 생각하기에, 나는 나의 방식대로 여전히 미끄러지기를 반복하며 지금도 나아가는 중이다.

I'm 13
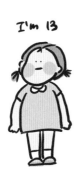

I'm 15

I'm 18
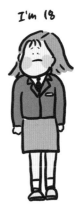

I'm 21
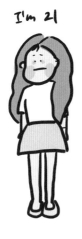

I'm 25
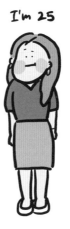

I'm 27
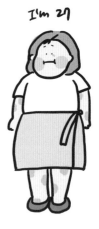

I'm 31

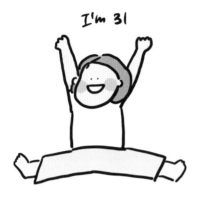

I'm 34

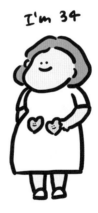

나미 쌤, 고마워요!

본가 내려온 김에 부모님 소식 전하려고 연락드립니다.
아버지는 제 걱정이 무색하게 식단에 잘 적응하고 계세요.
고혈압 때문에 시작한 식단인데, 체중도 7~8kg 정도 줄어서 그냥 봐도 많이 슬림해졌습니다.
걱정하던 목덜미 살도 많이 줄었고요.
어머니에 따르면 아버지의 욱! 하는 성격과 순간적으로 얼굴에 열이 몰리는 증상도 줄었다고 하네요.

어머니는 아버지만큼 체중 변동은 크지 않지만
육안으로 보기에 하체 붓기가 많이 줄었고, 특히 어깨 피로감이 줄어들어 몸이 한결 편하다고 합니다.
이 모든 게 식단만으로 이루어진 결과라는 게, 제 눈으로 보고도 믿기 어렵습니다.

부모님 두 분 모두 선생님께 감사하고 있어요.
시골분들이라 무뚝뚝하기도 하고 의심이 많아서 모시고 가면서 걱정도 많이 했는데
지금은 부모님이 실제로 체험하면서 생각보다 더 열심히 하는 것 같아 한시름 덜었습니다.

저는 업무가 바쁘다는 핑계로 제대로 식단을 하지 못했는데
이번에 부모님을 뵙고 스스로 반성했습니다.
아버지 혈압이 조금 더 정상수치를 찾고
저도 제대로 식단을 해본 후 또 좋은 소식 전하겠습니다.

항상 선생님을 위해 기도하겠습니다.
늘 감사합니다.

문OO, 63, 남(아버님)

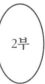

2부

지금 내 몸은
2리터의 물이나 3시간의 운동을
원하지 않습니다

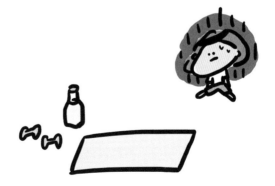

물만 마셔도
'살'찝니다

사무실을 오픈한 그해 여름은 유난히 더웠고 하루가 멀다 하고 폭염 경보가 울렸다. 그 더운 여름이 끝나갈 즈음 대구에 거주하는 50대 주부 A가 나를 찾아왔다. 서글서글한 웃음이 가득한 A는 땀을 뻘뻘 흘리면서도 나를 준다며 과일을 바리바리 사 들고 왔다.

나는 A에게 군이 멀리까지 상담을 받으러 온 이유를 물었다.

"부종이 너무 심해서요."

A는 한숨을 푹푹 쉬며 말했다. 몇 년간 착용하던 가는 은반지가 끊어질 정도로 부종이 심하고 아침저녁으로 2~3kg씩 차이 날 정도로 체중 변동이 커서 이미 유명 다이어트 업체에서 수차례 온라인 코칭을 진행했다고 말했다.

당시 진행한 온라인 프로그램을 중단한 이유를 묻자 A는 얼굴을 잔뜩 찡그렸다. 온라인 코치는 프로그램을 시작할 때는 하루 2L 이상의 물을 권유했으나, 아침저녁 부종이 심해 체중이 들쑥날쑥하다는 이유로 물의 양을 계속 줄여 결국엔 하루 500mL의 물만 마시라고 했다고 한다.

물을 너무 줄이니 운동 후에 갈증이 나서 너무 힘들다는 A의 말은 무시당했고, 물을 줄여도 체중이 줄어들지 않아 불만을 토로하는 A에게 도리어 정해준 식단 외에 몰래 뭐 먹는 거 아니냐고 되물었다고 했다. 그 질문에 기분이 상한 A는 프로그램을 중단했고 운동과 다이어트 식단을 병행해도 크게 좋아지지 않는 부종과 줄지 않는 체중 때문에 스트레스를 받다 지푸라기라도 잡는 심정으로 서울까지 나를 찾아왔다고 했다.

여기서 우리는 세 가지 포인트에 주목해야 한다.

'폭염, 대구 거주, 50대 중년 여성'

단순히 체중 변동 폭이 크고 부종이 심하다는 이유만으로 매해 여름 최고 기온을 찍는 대구에 거주 중인 50대 중년 여성에게 물을 500mL로 제한하는 것이 컨디션을 고려한 올바른 코칭이었는지 묻고 싶다. 물만으로도 붓는 몸이면, 무조건 물을 줄이라고 피드백하기보다 일정량의 물을 마셔도 붓지 않게 해줘야 한다. 아니, 적어도 '왜' 붓는지에 대해서는 설명해줘야 하는 게 아닐까.

제대로 된 피드백을 받지 못해 몇 달을 고생하던 A는 컨디션에 맞는 식단과, 물 양을 무리해서 늘리지 않고 일정하게 섭취하는 방법으로 2주 만에 아침저녁 체중이 일정해졌고 불과 2주 만에 체중 감량까지 이뤄냈다. 무리하게 수분을 줄이거나 다이어트 식단을 하지 않고도 2주면 충분한 일이었다.

✦ 사람은 다~ 똑같아요! 정말요? ✦

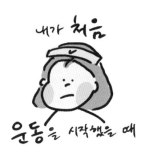

내가 처음
운동을 시작했을 때

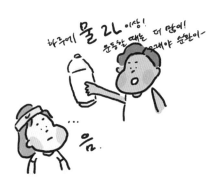

하루에 물 2L 이상!
운동할 때는 더 많이!
그래야 순환이~

...음.

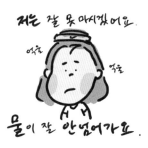

저는 잘 못 마시겠어요.
억울 억울
물이 잘 안 넘어가요.

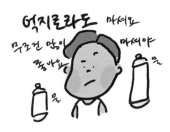

억지로라도 마셔요
무조건 많이 마셔야
좋아요 울 울

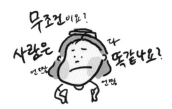

무조건이요?
사람은 다 똑같나요?
언짢 언짢

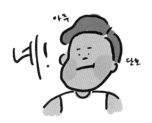

아주
네! 단호

모두에게 2리터의 물이
정답은 아니다

'물만 마셔도 살찐다면, 무엇을 물처럼 먹었는지 생각해봐야 한다'

다들 한 번쯤 본 적 있는 헬스장 광고 문구이다. 정말 물만 마셔도 살찌는 사람은 없을까? 사실은 있다.

물은 칼로리가 없기 때문에 단순히 '물' 때문에 '살'이 찌진 않지만, 물 때문에 몸이 붓고 그로 인해 체중이 늘 수는 있다.

물을 많이 마셔야 건강해지고, 순환이 잘되고, 피부도 좋아지고, 살도 빠지고 근육도 잘 생기고 등 인터넷을 조금만 검색해봐도 물의 중요성을 강조한 글들을 쉽게 찾아볼 수 있다.

물은 분명히 몸에 좋고 일정량 이상의 수분 섭취는 건강을 위해서도 반드시 필요하다. 이론적으로 우리 몸의 70% 이상이 수분이고 그중 절반 정도가 근육에 집중되어 있기 때문에 틀린 말은 아니다. 체중 감량 시 근손실을 방지하면서 근육 증량을 시키려면 수분이 필요한 것도 사실이다. 나 역시 물의 중요성을 부정할 생각은 없다. 사람의 몸은 75%의 물과 25%의 염분으로 이루어져 있으며 특히 뇌는 80% 이상이 물이기에 물은 중요하다.

하지만 모두에게 하루 2L의 물이 정답일까?

단지 일률적인 물 섭취량의 강요가 아니라 '순서'에 대한 이야기를 먼저 하고 싶다. 물은 중요한 만큼 제대로 된 방법으로 섭취해야 한다. 누구에게나 2L의 물을 강요할 것이 아니라, 몸이 물에 적응할 수 있도록 천천히 만들어나가야 한다.

다이어트를 시작하면 대부분 물, 식단, 운동, 그 외 사소한 습관들까지 한꺼번에 계획하고 시작한다. 몸은 아직 아무런 준비가 되지 않았는데도 말이다. 당신이 언제 다이어트를 시작하고 끝냈는지 몸은 알 수가 없다.

심지어 정해진 하루 할당량을 채우기 위해 한 번에 많은 양의 물을 억지로 마시기도 한다. 그렇게 벌컥벌컥 마신 물 2L는 정말 당신의 근육 증가와 순환, 체중 감량에 도움이 될까?

내 몸에 들어간 물이 흐르지 못하고 몸 여기저기 노폐물과 함께 고여 있다면? 내 몸이 한 번에 그렇게 많은 양의 물을 원하지 않는다면?

실제 위장 기능이 약하거나 순환이 안 되는 사람은 물에 대한 욕구가 없고 갈증을 크게 느끼지 않으며, 심한 경우 '생수'를 마시는 것조차 힘들어하거나 물을 마시면서 메스꺼움을 느끼기도 한다.

만약 당신이 하루 2L의 물을 마시고도 부종이 개선되지 않고 있다면, 냉증이 좋아지지 않는다면, 오히려 몸이 더 무겁다면, 체중이 늘었다면, 아침에 피로도가 높아진다면 당신의 몸은 원활히 순환되지 않고 있다는 뜻이다.

우리 몸의 순환을 책임지는 림프

림프는 우리 몸의 하수도라고 생각하면 이해가 쉽다. 수분으로 이루어진 림프액이 림프관을 통해 흐르면서 노폐물을 가지고 몸의 가장 큰 정화구인 림프절로 이동한다. 림프는 전신에 분포하며 혈액이 운반하지 못하는 커다란 지방과 단백질을 세포와 장기들로 운반해준다.

림프를 통해 영양소를 받은 세포와 장기는 그 과정에서 노폐물을 다시 림프로 배출시키고 그렇게 배출된 노폐물은 다시 림프를 타고 흔히 우리 몸의 쓰레기통이라 부르는 림프절, 즉 가장 큰 하수구로 이동해서 정화되는 것이다.

림프의 순환이 원활하지 못하면 노폐물은 하수구인 림프절까지 도달하지 못하고 몸여기저기 쌓여 부종으로 나타나기도 하고 염증이나 통증을 유발하기도 한다. 또 순환되지 못한 부위에 노폐물과 지방이 뭉쳐서 우리가 미워하는 셀룰라이트가 되기도 한다. 림프절까지 도달하게 되더라도 하수구인 림프절의 기능이 원활하지 않으면 몸의 노폐물이 잘 배출되지 않아 겨드랑이, 사타구니에 착색 반응이 나타나기도 한다.

이렇게 순환되지 못하는 우리 몸은 결국 독소로 오염된다.

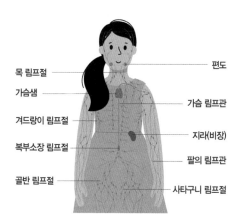

목 림프절　　　　　　　　　　　　편도

가슴샘

겨드랑이 림프절　　　　　　　　　가슴 림프관

복부소장 림프절　　　　　　　　　지라(비장)

　　　　　　　　　　　　　　　　팔의 림프관

골반 림프절

　　　　　　　　　　　　　　　　사타구니 림프절

막힌 하수도는
물을 원하지 않는다

그럼 하수도가 막혀서 림프순환이 안 되는, 즉 순환장애가 있는 사람들은 물을 어떻게 마셔야 할까?

내 몸에 맞는 물의 양

(키 + 체중) ÷ 100 = 몸에서 필요로 하는 하루 수분 양(L)

위의 계산식은, 인터넷에서 쉽게 찾아볼 수 있는 내 몸에 맞는 물 섭취량을 계산하는 방법이다. 과체중이거나 키가 아주 크지 않은 이상 성인 기준 2L 전후의 물 양이 나오기 때문에 TV나 인터넷에서는 '하루 2L'를 강조하며 물을 마실 것을 권유한다.

나는 상담이나 클래스에서 이 공식을 언급할 때면 꼭 이 말을 덧붙인다.

"물 양을 갑자기 늘리지 마세요."

대부분의 사람들은 물 양을 늘리지 말라는 나의 말에 어리둥절한 반응을 보인다. 다들 물은 많이 마시는 게 좋다고 하는데 물 양을 늘리지 말라니? 의구심 혹은 반발심이 생기는 것이 당연하다.

실제로 물 섭취를 줄이지 않으려 고집을 부리는 분들도 있다. 내가 사무실을 오픈하고 첫 달에 있었던 일이다. 클래스가 끝나자마자 나에게 다가온 20대 후반의 B는 반복되는 임신 시도에도 임신이 잘되지 않는다고 말했다. 한의원에서는 몸이 차서 애가 안 들어선다는 이야기를 들었다고 걱정하며, 냉증도 개선하고 체중 감량도 해서 건강하게 임신할 목적으로 클래스를 수강했다며 자신을 소개했다.

수업을 들은 B는 무척이나 들떠 보이는 얼굴을 하고 있었다. 그러고는 평소 자신이 하던 고민들에 대한 답을 찾은 것 같으니 곧 임신에 성공해서 꼭 좋은 소식을 전하겠다며 의욕에 가득 차 사무실을 떠났다.

한 달쯤 지나서 B는 한껏 기가 죽은 채로 다시 나를 찾았다. 식단과 운동을 꽤나 열심히 했지만 수족냉증이 개선되지 않아 아무래도 추가 코칭이 필요할 것 같다고 했다.

그날부터 B의 하루 식단과 식후 소화 반응, 배변 상태, 부종을 포함한 그날의 컨디션이나 특이 사항 그리고 수면 패턴(수면 시간과 스스로 느끼는 수면의 질 등)을 체크하며 일주일간 일대일 코칭을 시작했다.

2~3일 만에 찾아낸 B의 문제점은 역시 '물'이었다. B는 한여름에도 양말을 신어야 할 만큼 수족냉증이 심했는데, 반대로 상체로는 열이 치솟고 있었다. B는 수족냉증에 집중하느라 몸이 보내는 다른 신호들을 무시하고 있었다. B는 기상 후 공복에 마시는 물이 좋다며 헛구역질을 하면서도 아침에 눈 뜨자마자 500mL 이상의 물을 벌컥벌컥 마셨고, 알람까지 맞춰놓고 하루 2L 이상의 물을 억지로 마셔댔다.

게다가 자신의 순환상태는 무시한 채 '냉증' 반응에만 꽂혀서 종일 뜨거운 물이나 차를 달고 있었다. 나는 B에게 반대로 할 것을 권유했다. 아침에 한 번에 마시던 500mL의 물을 오전 내내 나눠 마시고, 알람까지 맞추며 하루 2L씩 힘겹게 마시던 물을 1L로 줄이고, 활동량이 많아 체온이 올라가는 일과 중에는 뜨거운 물이나 차는 피하라고 피드백했다.

이 사소한 물 습관의 변화는 B에게 여러 가지 변화를 가져왔다. 물이 바뀌자 부종으로 인해 들쑥날쑥하던 그녀의 체중은 안정되었으며, 꾸룩꾸룩 시도 때도 없이 그녀를 민망하게 하던 복부 물소리 또한 잦아들었고, 한여름에도 양말을 신고 자야 할 정도로 냉기가 심하던 손발에 열이 돌기 시작했다. 불과 일주일 만의 일이다.

그 변화를 시작으로 B는 그토록 바라던 예쁜 아가를 품을 수 있었다. 물도 식단과 똑같다. 아무리 남들이 좋다 한들 내 몸에 맞지 않으면 나에겐 오히려 독이 될 수 있다. 물을 제대로 마시지 않는 생활을 하다가 갑자기 물 2L를 마신다면 우리 몸은 적응할 수 있을까? 회사에서 아무런 예고 없이 갑자기 방대한 양의 일이 당신에게 쏟아진다면 많아진 일을 한 번에 처리할 수 있는가?

아무리 좋다는 물이라도, 내 몸이 적응하기 어려울 정도로 갑자기 쏟아져 들어온다면 몸 이곳저곳에서 부정적인 반응이 나타날 수밖에 없다. 우리는 몸이 보내는 신호들에 집중하며 몸이 물에 적응할 수 있게 해주어야 한다.

나는 이 과정을 몸이랑 '소통'한다고 표현한다.

붓지 않고
물 마시는 법

| 규칙 1 | 처음 4주는 지금 먹는 물 양에서 고정하라

어떤 날은 물을 벌컥벌컥 많이 마시고, 어떤 날에는 500mL도 채 마시지 않는 생활을 하다가 갑자기 다이어트를 한다고, 혹은 건강을 생각한다고 급작스럽게 물을 확 늘려 2~3L를 마시는 게 아니라 몸이 일정량의 물에 적응할 '적응 기간'을 주어야 한다.

우선 내가 평소 마시는 물 양에서 크게 초과하지 않되, 매일 꾸준히 마실 수 있는 양을 설정하자.

첫 4주 동안의 물 양

+ 평소 물 섭취량이 극도로 적었을 경우 : 800mL
+ 평소 1L 내외 섭취하는 경우 : 800mL ~ 1L
+ 평소 1.5L 내외 섭취하는 경우 : 1 ~ 1.2L
+ 평소 2L 이상 섭취하는 경우 : 1.5 ~ 2L

| 규칙2 | 물은 1시간에 200mL 미만으로 마셔라

쉽게 생각하자. 당신의 하수도는 막혀 있다. 막힌 하수도는 많은 양의 물을 한 번에 들이붓는다고 뚫리지 않는다. 오히려 여기저기 고여 부종이 되고 역류할 것이다. 순환이 안 되는 사람들은 물을 먹고 헛구역질을 하기도 한다.

그러니 막힌 하수도의 물이 졸졸졸 흘러 순환될 수 있도록 소량씩 나누어 마시는 것이 좋다. 1L를 500mL씩 두 번에 나눠 먹는 사람보다 100mL씩 10번 나눠 먹는 사람이 순환이 잘될 수밖에 없다.

| 규칙3 | 오전보다 오후에 집중하라

오전보다는 몸이 본격적으로 에너지 연소, 즉 활동을 시작하는 점심과 저녁 사이 물의 비중이 더 높아야 한다.

기상해서 점심까지의 오전 3 : 오후 7의 비율을 추천하고, 어렵다면 최대 오전 5 : 오후 5의 비율로 조절하는 것이 좋다.

| 예시 |

하루물양1L	기상	점심	취침
	300~500mL		500~700mL

| 규칙 4 | 몸과 '소통'하며 하루 200mL씩 늘려가라

이렇게 최소 4주가 지나면 물 양을 늘려나가도 좋다. 물 양을 늘릴 때도 한 번에 늘리기보다 하루 200mL씩 천천히 늘리는 것이 좋다. 그리고 물 양을 늘리는 과정에서 부종이나 냉증이 심해지거나, 아침에 몸이 무거워지거나, 열이 상체로만 오르는 등 순환이 더뎌지는 증상들이 생길 수 있다.

이런 반응들이 나타나면 몸이 물에 적응할 수 있게 물 양을 더이상은 늘리지 말고 몸의 순환을 돕는 가벼운 걷기, 림프 마사지, 스트레칭, 호흡 등으로 약간의 활동량을 늘려주는 것이 좋다.

그렇게 일주일가량 지나면 몸이 해당 물 양에 적응하여 부정

적인 반응이 줄어들게 된다. 그럼 몸의 반응을 체크한 후 다시 하
루 200mL씩 늘리면서 몸에 필요한 물 양을 맞추면 된다.

| 예시 |

처음 4주 (적응 단계)	4주 + 1일 (늘리기 Start)	4주 + 2일	일주일 유지 (섭취량 고정)	일주일 후
1L 고정	1L + 200mL	1.2L + 200mL	1.4L 고정	1.6L + 200mL
부종 체중 변동 냉증 복부팽만	부종 X 체중 변동 X 냉증 X 복부팽만 X	부종 O 체중 변동 O 냉증 X 복부팽만 X	일주일 동안 몸의 반응 체크	부종 X 체중 변동 X 냉증 X 복부팽만 X

※ 부종, 체중 변동, 냉증, 복부팽만 체크.
　해당 반응이 없을 때 다음 단계로 진행!

어떤 물을,
언제 마셔야 할까?

물 온도에 대해서도 이런저런 말들이 많지만 가장 좋은 건 '체질'에 따라 다르게 하는 것이다. 각자가 가진 체온과 순환 상태가 다른데, 모든 사람에게 뜨거운 물이 권유되는 건 납득하기 어렵다.

흔히 열이 많은 체질이 인삼을 먹으면 '불+불'이라 좋지 않다고 하는 것처럼 물 또한 개개인의 순환 상태 및 체질에 따라 다르게 섭취되어야 한다. 열이 많고 땀을 많이 흘리는 체질이라면 자는 동안에도 이미 많은 양의 수분이 땀으로 배출된다.

그 상태에서 기상 후 바로 마시는 뜨거운 물은 오히려 땀샘을 열어 수분이 추가 손실될 수 있으므로, 기상 직후에는 수분 보충을 위해 미온수나 약간 시원한 물로 하루를 시작하는 것이 좋다. 이런 체질은 일과 중에도 굳이 따뜻한 물을 찾아 마시기보다 기상 직후와 동일하게 미온수나 시원한 물을 마시는 것이 좋다.

열은 많은데 순환이 되지 않아 열이 상체로만 치솟고 복부냉증 혹은 수족냉증이 있다면 순환이 느린 오전과 저녁 시간대에는 미온수의 물이나 따뜻한 물을 마시고, 몸이 활동하는 일과 중에는 미온수의 물이나 시원한 물을 마시는 것이 좋다.

몸이 냉하다면 당연히 따뜻한 온도의 물이 좋다.

그리고 식사 중에 물을 제한해야 하느냐는 질문도 많이 받는데, 식사 중 물을 완벽히 제한하지 않아도 된다. 예전에는 식사 중에 물을 마시면 소화액이 연해져서 소화에 방해가 되므로 식사 중 물을 완벽히 제한해야 한다는 이론들이 많았다. 그러나 최근에는 현대인들의 물 섭취량이 부족해지면서 오히려 수분 부족으로 소화액이 지나치게 끈적끈적해지면서 제 역할을 못 하고 있기 때문에 식사 중 물을 소량 섭취해서 소화액을 원활하게 해주는 것이 좋다는 이론이 우세하다.

다만 지나치게 많은 물 섭취는 위장의 움직임을 방해해 소화를 어렵게 만들기 때문에 식전, 식사 중, 식후에 마시는 물은 목을 축일 정도인 약 100~200mL로 조절하는 것이 좋다.

열이 많다고 얼음 가득한 음료나 차가운 물을 마시는 건 당연히 좋지 않다. 이론적으로 체온이 내려가면 기초대사가 12% 감소한다고 한다. 체온이 낮을수록 살이 더 찌기 쉬운 몸이 된다 해도 과언이 아니다. 기름진 음식을 먹은 후 바로 찬 음료나 얼음물을 마신다면 우리 몸에 들어간 기름이 삼겹살 기름 굳듯 굳어버려 순환을 방해한다.

그러니 기름진 식사 후에 차가운 음료나 후식을 바로 먹는 습관을 가지고 있다면 개선하는 것이 좋다.

'기름진 음식(많은 양의 지방) + 찬 음료' 조합의 부작용

+ 혈관에 기름이 엉겨 붙음
+ 소화, 순환 방해
+ 순환되지 못한 노폐물이 기름과 함께 굳음
+ 순환장애
+ 부종, 체중 증가
+ 악순환의 반복

운동은 모두에게
만병통치약일까?

　　사무실 오픈 전, 우선 온라인으로만 코칭을 진행했던 적이 있다. 10명의 인원을 모집했는데 반나절 만에 70명 가까이 신청했을 만큼 각각의 문제들로 힘들어하는 사람들이 많았다. 그래서 코칭은 선착순이 아닌, 그들의 사연을 통해 나와 방향성이 맞는 사람들을 위주로 선정하여 진행되었다.

　선정 기준은 명확했다. 쉽게 효과를 볼 것 같은 사람이 아닌 더 간절한 사람, 더 힘든 사람. 그래서 섭식장애나 우울 또는 불안증세가 있거나, 난임이나 생리불순의 기간이 길거나, 건강상의 문제를 가진 사람 이렇게 나름의 우선순위를 정해 진행했다.

인원을 추려나가는 중 '살려주세요'라는 말로 시작하는 절절한 메시지 한 통을 받았다. 메시지를 보낸 30대 중반의 C는 자신을 평범한 아기 엄마라 소개했다. 확고한 비혼주의자로 일만 하며 살다가 운명처럼 결혼을 꿈꾸게 하는 사람을 만났고, 현재는 그 사람의 아내이자 한 아이의 엄마가 되었다고.

행복할 것 같은 C의 이야기는 안타깝게도 결코 행복하지 않았다. C의 남편은 그녀보다 10살 가까이 어렸기 때문에 남편 가족들의 결혼 반대가 심했다. 그러다 속도위반으로 아기가 생겨 결혼에는 성공했는데, 자궁이 약한 탓에 임신 초기에는 잦은 부정출혈로 유산의 위험, 중기 이후에는 조산의 위험으로 힘든 시간을 보냈다.

C는 아기를 지키기 위해 좋아하던 일도 그만두고 임신 기간 내내 화장실 갈 때 빼고는 줄곧 누워서 생활하며 용봉탕(잉어와 닭을 함께 끓인 국), 잉어 즙, 흑염소 즙 등 몸에 좋은 거라면 뭐든 먹었다. 어렵게 예쁜 딸을 출산했지만, 임신 기간 동안 30kg 이상 불어난 체중은 출산 후에도 크게 감량되지 않았다.

C는 출산한 지 10개월이 지났는데도 여전히 출산 전보다 25kg 이상 더 나갔고, 심한 산후우울증까지 겪고 있었다.

"저는 열 달 동안 최선을 다해서 우리 딸을 지켜냈어요. 하지만 아이를 낳은 지금의 저는 너무 초라하고 비참합니다.”

C가 출산하자마자 우울증에 시달린 건 아니었다. C는 출산 후 여러 방법으로 체중 감량을 시도했고, 남편 또한 혼자 운동하기 힘들어하는 아내를 위해 퇴근 후 홈 트레이닝을 같이 해주기도 하는 등 아내가 자신을 돌볼 시간을 주기 위해 무던히 애썼다.

그럼 C는 왜 극심한 우울증을 겪게 된 걸까?

이유는 간단했다. 변하지 않으니까. 남편과 같이 홈 트레이닝을 했지만 남편의 신체 변화가 훨씬 빠르게 나타났다. 어쩌면 당연한 결과였다. 남편의 군살이 정리되고 잔근육들이 나오기 시작하자 C는 남편과 같이 하던 홈 트레이닝을 중단했다. 빠르게 변하는 남편과 변하지 않는 자신의 모습을 보는 것이 괴로웠기 때문이다. 남편과의 운동을 중단한 후 C는 고강도의 운동 수업을 받았지만 줄곧 몸이 아팠다.

‘아기를 낳지 않았다면…….’

문득문득 드는 생각이 너무 괴롭고 아기에게 미안해서 빨리 그 상황을 벗어나기 위해 더 운동에 집착하게 되었다. C는 스스로를 지옥에 살고 있다고 표현했다.

나는 C를 코칭하기로 결정하고, 한 가지 조건을 내걸었다.

‘현재 하고 있는 모든 운동을 멈출 것’

나의 제안에 C는 혹시라도 운동을 멈춰서 체중이 더 불어난다면 자신은 정말 죽을지도 모른다고 애걸복걸했지만 고맙게도 나의 뜻을 따라주었다. 집착하던 고강도 운동을 멈추고 식사를 제대로 챙겨 먹기 시작하자 10개월 동안 꿈쩍도 안 하던 체중이 줄기 시작했고 오로지 제대로 된 식사만으로 두 달 동안 10kg을 감량했다. 스스로를 괴롭히던 우울감에서 벗어나 다시 에너지 넘치는 본래 모습을 찾았다.

사람들은 무조건 적게 먹고 많이 움직이면 건강하게 감량할 수 있을 것이라 생각하지만, 모두에게 정답은 아니다.

출산 후 우울감과 만성피로에 시달리던 C에게 고강도 운동과 절식 식단이 맞지 않는 방법이었던 것처럼 소화, 순환, 호르몬이 불안정한 상태에서 우리 몸은 굳이 지방연소에 에너지를 소모하려고 하지 않는다. 그러니 정말 건강한 체중 감량을 원한다면 남들이 좋다고 하는 무조건적인 절식 식단이나 고강도 운동이 아니라 내 몸에 맞는 식단과 운동으로, 살이 빠지는 '컨디션'을 먼저 만들어야 한다.

진짜 건강한 감량은 몸이 안정화된 그다음이다.

✦ 운동이 아닌 혹사 ✦

우리 같이
다이어트하자.

운동도 같이
식단도 같이

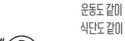

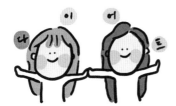

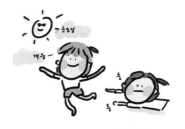

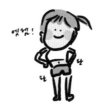

그런데 왜 우리의 아침과

한 달 뒤 우리의 모습은

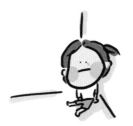

이리도
달랐던 걸까요.

내 컨디션에 맞게
운동하기

　　지금의 나는 현실을 인정하고 받아들이는 것을 좋아하지만 과거의 나는 현실을 인정하는 것이 현실에 무릎 꿇는 것이라 생각했다.

　　과거의 나는 나의 체력이나 컨디션은 살피거나 고려하지 않은 채 늘 워너비(wannabe)만 좇았다. SNS에서 늘씬한 몸매로 유명한 사람들, 탄탄하고 마른 근육을 가진 운동 강사들, 누가 봐도 예쁜 연예인들을 목표로 삼으며 막무가내로 무식하게 운동을 했던 적도 있다.

'날씬한 것만큼 달콤한 것은 없다.'

'죽을 만큼 운동하고 죽지 않을 만큼 먹었다.'

'인생은 살이 쪘을 때와 안 쪘을 때로 나뉜다.'

그때의 나는 이런 연예인들의 다이어트 명언과 다이어트 자극 사진들을 휴대폰 배경으로 해두곤 했다. 필사적으로 그들을 좇으려고 안달했었다. 그들과 같은 루틴의 운동을 하면서 운동한 만큼, 적게 먹은 만큼 효과를 볼 수 있을 것이라 생각했지만 현실은 그렇지 않았고 나의 의지를 탓하며 좌절하곤 했었다.

상담을 하다 보면 과거의 나처럼 워너비만을 좇는 사람들을 만나곤 한다.

"이 사람처럼 마른 몸을 만들려면 얼마나 걸리나요?"

"이 사람은 이렇게 운동했다는데 저도 그렇게 하면 되겠지요?"

"누구는 공복 운동해서 10kg 뺐다는데 저도 해도 되나요?"

사람들을 빨리 변하고 싶어 하고 워너비처럼 되고 싶어 하지만 과거의 내가 그러했듯 자신의 컨디션은 전혀 고려하지 않는다.

운동으로 감량 효과를 보려면 남들이 어떤 루틴으로 운동하고 몇 시간을 운동했는지보다 나의 컨디션이 어떤지 먼저 인지해야 한다. 지금 내 몸이 고강도의 운동을 할 여력이 없다면, 그 사실을 인정하고 내 몸의 속도에 맞춰주어야 한다.

운동의 '건강함'을 부정하는 것은 아니다. 다만 개개인의 컨디션을 고려하지 않은 획일화된 운동을 경계하는 것이다. 순환이 잘되지 않는 몸으로 하는 고강도 근력운동은 막힌 몸에 펌프질을 하는 것과 같다. 운동 후에 오히려 몸이 더 붓거나, 아랫배 혹은 손발에 냉기가 개선되지 않는다면 당신은 막힌 몸에 펌프질을 하고 있는 것이다.

에너지가 모자란 상태로 억지로 하는 운동도 효과를 보기 어렵다. 지방을 연소하고 근육을 증량시키는 것도 몸에서는 에너지가 필요한 일인데 불안정한 상태의 우리 몸은 굳이 지방연소나 근육 증량에 에너지를 소모하려고 하지 않는다.

혹시라도 운동으로 인해 일과 중에 무기력감, 피로감을 느낀다면 지금 하고 있는 운동이 당신이 가진 에너지에 비해 과하다는 뜻이니 몸의 반응에 맞게 운동 강도나 시간을 줄이는 것이 좋다.

운동 직후에 느껴지는 개운함은 운동으로 인한 일시적인 '혈액' 순환에 의한 반응이기 때문에 운동 직후가 아니라 일과 중이나 다음 날 오전 컨디션까지 잘 체크해야 한다.

이를테면 공복 운동 후 일과 중에 업무를 보다가 졸지는 않는지, 퇴근 후 운동을 다녀와서 기절하듯 잠들지 않는지, 운동한 다음 날 아침 피로감이 심하거나 혹은 부종이 심하다면, 그건 운동으로 지방을 연소시킨 것이 아니라 지친 몸의 에너지를 억지로 빼앗아온 것이다. 에너지를 빼앗겨 혹사당한 우리 몸은 저장하고 비축하려는 성질로 바뀌게 된다. 이것이 고강도 운동으로 체중을 감량했지만, 운동을 멈추는 순간 체중이 늘어나는 이유이기도 하다.

운동 후 무기력감, 부종, 피로(졸음), 상열감, 당에 대한 욕구나 가짜식욕이 생긴다면 지금 하는 운동이 당신 몸에 버겁다는 뜻이니 운동의 시간, 강도, 횟수 등을 컨디션에 맞게 조절해서 진행하는 것이 좋다. 몸의 반응을 확인하면서 몸의 속도에 맞춰야 몸이 제대로 변화할 수 있다.

이렇게 나의 컨디션을 인정하고 받아들이는 것은 현실에 무릎꿇는 것이 아니라 올바른 방향으로 나아가기 위한 최선의 방법이라는 것을 알아야 한다.

단계	운동 종류	운동 예시	체크리스트
1주차 준비하기	가벼운 걷기 스트레칭 마사지	30~40분 가볍게 걷기 부위별 스트레칭 부위별 셀프마사지 폼롤러 마사지	□ 몸의 강직도 □ 부종 상태 □ 복부·수족냉증 여부
2주차 시동 걸기	가벼운 유산소	40~60분 걷기 실내자전거 타기	□ 부종 □ 복부·수족냉증 반응 □ 상열감 □ 일과 중 피로감
3주차 '열' 올리기	숨이 차는 유산소 맨몸 근력운동	빠르게 걷기 가볍게 달리기 스쿼트 런지	※ 주의사항 ① 운동 전후로 해당 반응이 나타난다면 운동 강도, 시간을 낮출 것!
4주차 연소하기	유·무산소 전신운동 소도구 근력운동 버티는 근력운동	계단 오르기 슬로우 버피 플랭크 부위별 밴드 운동	② 가능하면 근력운동은 전문가의 지도를 받을 것!

운동보다 먼저,
하루 세 번 림프 마사지

      순환은 혈액순환과 림프순환으로 나뉜다. 림프는 분해된 지방을 운반하기 때문에 지방길 또는 기름길로 불리기도 한다. 림프순환이 제대로 되지 않으면 지방이 더 잘 축적된다.

    림프는 혈액처럼 심장의 펌프질에 의해 순환되지 않고 운동이나 활동할 때 생기는 근육의 수축, 호흡할 때 생기는 '압'에 의해서 자극을 받는다.

    헬스장에서 PT를 받으면 유산소 운동이나 근력운동을 병행시키는 경우가 많은데, 순환이 아주 더딘 상태라면 이러한 운동이 막힌 몸에 펌프질을 하는 상황이 된다. 운동 후 몸이 더 붓거나 열감이 위로 치솟는다면 컨디션에 맞지 않는 무리한 활동이나 운동보다는 몸이 식단에 적응하는 동안 '외부 자극' 즉 림프 마사지로 몸의 순환을 도와주는 것이 좋다.

다만 마사지만으로는 우리 몸의 순환장애 문제들을 개선하기는 어렵다. 몸에서 나오는 노폐물의 대부분은 제대로 소화되지 못해 나오는 노폐물이기 때문에, 순환장애 개선을 위해서는 반드시 식습관 개선이 병행되어야 한다.

| 아침 | 목 림프 마사지

아침 버전 림프 마사지는, 바쁜 아침 '목' 주변에 집중해서 빠르게 끝낼 수 있는 마사지이다. 자는 동안에도 우리 몸은 하루 종일 활동하며 쌓인 노폐물을 청소하기 위해 림프순환을 계속한다. 밤새 처리된 노폐물은 림프절에 많이 모이는데, 그중 목에 집중하는 이유는 전신의 림프액이 심장으로 들어가기 전 마지막 종착지가 목이기 때문이다.

아침에 집중적으로 목 주변을 풀어주면 밤새 쌓인 노폐물을 비워주고 자는 동안 침체되어 있던 림프를 다시 활성화하기 수월하다.

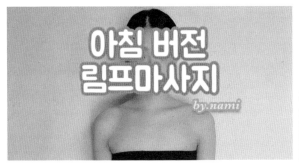

동영상 QR코드

│ 점심 │ 거북목 스트레칭, 뒷목 마사지, 승모근 마사지

직장인이라면 대부분 앉아 있는 시간이 길기 때문에 어깨나 뒷목이 뭉치고, 구부정한 자세로 복부가 수축해서 소화에도 지장을 준다. 그래서 뭉치기 쉬운 목, 어깨, 뒷목, 승모근 위주로 풀어주는 것이 좋다.

이 중 뒷목 마사지와 승모근 마사지는 림프 마사지가 아니라 뭉친 뒷목과 승모근 등 근육을 풀기 위한 근육 마사지이기 때문에 개개인의 컨디션에 따라 '압'을 조절해야 한다.

▶▶ 진행순서 : 거북목 스트레칭 → 뒷목 마사지 → 승모근 마사지

① 거북목 스트레칭

목은 앞뒤좌우 네 방향으로 스트레칭하는 게 중요해서 이전에는 목 돌리기 같은 스트레칭을 많이 권유했다. 하지만 일자목, 거북목 등 경추에 문제가 있는 사람에게 무리한 목 돌리기는 목 주변 근육에 무리가 될 수 있다.

목과 어깨 주변의 근육은 생각보다 섬세하기 때문에 무리하게 동작을 따라 하기보다 바른 자세와 정확한 동작으로 천천히 해주는 게 중요하다.

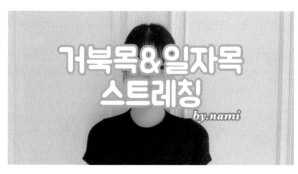

동영상 QR코드

② 뒷목 마사지

뒷목만 제대로 풀어주어도 뇌산소 공급이 원활해져 두통, 뒷목 당김, 눈 통증 또는 눈의 피로, 안구건조 등의 증상을 완화할 수 있다.

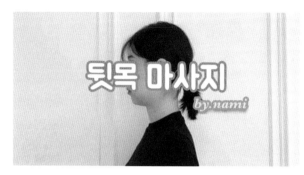

동영상 QR코드

③ 승모근 마사지

승모근은 뒤통수에서 등 중앙까지 근육이 연결되어 있어 마사지나 스트레칭만으로는 완전히 풀 수 없고 체형에 맞는 운동이 반드시 병행되어야 한다.

체형은 단기간에 바로 잡을 수 없기 때문에 그때그때 뭉친 근육을 풀어주는 것이 중요하다. 구부정한 자세나 체형으로 상체 순환이 막히기 시작하면 몸 뒤쪽으로는 팔뚝 뒤, 속옷라인, 등에 군살이 찌기 쉽고 몸 앞쪽으로는 가슴발달이 방해를 받게 된다.

그러니 팔뚝 뒤처럼 평소 순환이 더디고 손으로 자주 만지지 않는 부위들은 의식적으로 자주 주물러 자극을 주는 것이 좋다.

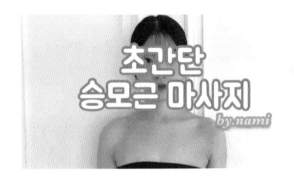

| 저녁 | 종아리 마사지, 복부 마사지

　매일 전신을 다 풀어주면 좋겠지만 물리적으로나 시간적으로 불가능하기 때문에 저녁에는 하루 종일 가장 소모가 많고 피로감이 쌓이기 쉬운 복부와 종아리 위주로 마사지를 해주는 것을 추천한다. 저녁 마사지의 순서는 크게 중요하지 않다. 그러나 순환이 아주 더디거나 복부팽만감이 심한 상태에서 복부를 먼저 풀면 갑작스러운 복부 자극으로 하체가 저릿한 느낌을 받기도 한다.

　가능하면 종아리 마사지를 먼저 하고 취침 전 하루의 마무리로 누워서 복부를 풀어주면 좋다.

① 종아리 마사지

척추는 평생 동안 우리가 살아가면서 취하는 다양한 자세를 지탱한다. 옆에서 보면 앞쪽에 장기가 있고, 그 뒤쪽에 척추가 위치하고 있다. 척추가 뒤편에 위치하고 있으니 우리 몸의 무게중심도 뒤쪽에 있어야 한다. 그러나 거북목, 일자목, 굽은 등, 라운드 숄더 등의 체형 문제가 원인이 되어 몸의 무게중심이 앞으로 무너졌다면, 우리 몸은 무게중심을 잡기 위해 앞쪽 허벅지와 종아리 근육을 과하게 사용하게 된다. 그로 인해 불필요한 근육이 발달되면서 종아리가 쉽게 피로해지고 붓고, 종아리 '알'도 잘 생기게 된다. 이런 체형적인 문제 외에도 잘못된 보행과 좌식생활도 하체 순환을 방해하기 때문에 종아리는 복부와 함께 취침 전 풀어주는 것이 좋다.

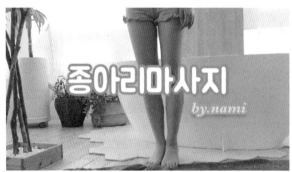

동영상 QR코드

② 복부 마사지

복부에는 오장육부가 모여 있고 소화기관에는 뇌보다 더 많은 신경세포가 모여 있어 배는 항상 따뜻하고 부드러워야 한다. 그러나 불규칙한 식습관으로 장기들의 기능이 저하되거나 내장지방이 많이 쌓이면 복부가 차가워지고 단단하게 굳어 순환을 방해한다. 우리가 음식을 먹으면 위에서 소화하고 소장에서 흡수하는데, 소장 안쪽에 림프관이 밀집되어 있어서 '장'에 일정한 자극을 주면 노폐물 배출을 돕는 림프까지 자극을 받는다.

따라서 복부마사지는 단단하게 굳은 위장을 풀어줄 뿐 아니라 림프순환에도 도움을 준다.

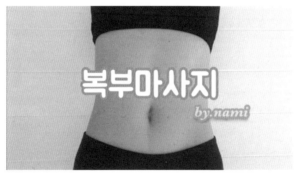

동영상 QR코드

림프 마사지 효과가 두 배 되는 꿀팁

첫 번째 스트레칭.
스트레칭으로 몸이 이완되면 림프의 흐름이 원활해지기 때문에 마사지 전 가벼운 스트레칭을 해주면 좋다.

두 번째 물 한잔.
가벼운 물 한잔은 림프액의 농도가 옅어져서 림프순환에 도움을 줄 수 있다.

세 번째 압 조절.
근육 마사지는 개개인의 컨디션에 맞춰 압을 조절해주는 것이 좋다. 그러나 림프는 근육 마사지처럼 너무 강한 압으로 하게 되면 손상될 수 있다. 잠자는 아기의 등을 쓸어주는 정도의 약한 압으로 해주는 것이 좋다.

✦ 순환장애는 운동으로 개선이 될까 ✦

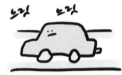

림프는 아주 느리기 때문에
자력으로 잘 흐르지 못한다.

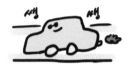

분명 운동을 하면
느린 림프의 움직임을 도와줄 순 있다.

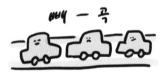

하지만 아주 순환이 안 되는 경우라면

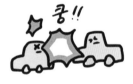

오히려 과한 운동은 순환을 방해한다.

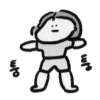

만약 당신이 운동 후에 부종

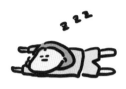

무기력, 피로감, 졸음

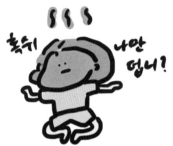

상열감이 개선되지 않는다면

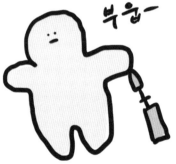

당신은 약한 몸에 펌프질만 하며
오히려 몸을 혹사시키고 있다는 뜻이다.

과식 직후의 고강도 운동은
소화를 방해한다

　　　　과식이나 폭식 후에 양심의 가책을 느낀다는
이유로 식사 후 바로 고강도의 운동을 하는 경우가 많다. 코칭을
하다 보면, 식단에 대한 강박뿐만 아니라 운동 강박증을 가진 사
람들을 어렵지 않게 만날 수 있다.

　오래된 운동 강박으로 괴롭다는 30대 중반의 D가 나를 찾아왔
다. D는 귀티 나는 인상과 군살이라고는 찾아볼 수 없는 체형을
가지고 있어 외모에 대한 고민이라고는 없을 것처럼 보였다. 그
러나 D는 오랜 운동 강박으로 굉장히 지친 상태라고 했다. 부유

하고 유능한 부모님 슬하에서 흔히 말하는 엘리트 코스를 거치며 성장한 D는 어렸을 때는 아버지의 압박으로, 결혼 후에는 대외적인 활동을 많이 하는 남편의 영향으로 평생 원치 않는 운동과 식단관리를 하고 있었다. 심지어 임신 중, 출산 후에도 단 하루라도 운동을 쉬어본 적이 없다고 했다.

D에게 가장 두려운 것은 예상치 못한 외식이나 회식, 혹은 빠질 수 없는 약속이나 모임에 참석하는 것이었다. D는 매일 비슷한 칼로리, 비슷한 식단 구성을 지키며, 계산하고 섭취한 음식만큼의 열량을 소모하기 위해 매일 밤 운동을 하며 비슷한 몸무게를 유지해왔다. D에게 예상치 못한, 혹은 꼭 참석해야 하는 식사 자리들은 부담스러울 수밖에 없었을 것이다.

D는 회식이나 저녁 모임 등 약속이 있는 날이면 자리가 몇 시에 파하건 늘 운동을 하러 가곤 했는데 시간이 늦어 본인이 다니던 센터가 문을 닫으면 24시간 운영하는 다른 센터라도 가서 운동을 해야 마음 편히 잠을 잘 수 있다고 말했다.

그렇게 운동을 해도 회식이나 모임을 다녀온 다음 날은 어김없이 체중은 증가해 있었고, 체중을 원래대로 되돌리기까지 짧게는 2~3일 길게는 일주일 정도가 소요된다고 했다.

이런 매일의 굴레 속에 D는 지칠 대로 지쳐 있었고, 본인도 나를 왜 찾아왔는지 모르겠다고 했다. 어떤 피드백을 받건 앞으로도 평생 이런 생활을 해야 하는데, 무슨 대답을 바라고 온 건지 모르겠다며 혼란스러워했다.

몸도 마음도 지쳐 있는 D에게 나는 어차피 평생 해야 할 거라면 외식이나 회식 후 그냥 딱 한 번만 운동을 하지 말아보자고 피드백했다.

외식이나 회식 후 운동을 하지 않아서 체중이 평소보다 증가한다면 기존의 D의 방법이 맞는 것일 테니 지금의 혼란스러운 마음에 확신을 줄 거고, 만약 증가하지 않는다면 지금까지의 방법이 옳지 않았다는 뜻이니 다른 방법을 찾을 수 있는 기회가 될 수 있지 않겠느냐는 나의 말에 D는 생각보다 쉽게 수긍했다.

2주 정도 지난 뒤 D에게 메시지를 받았다. 회식 후 운동하고 잔 다음 날보다 회식 후 운동 없이 복부 마사지만 하고 잔 다음 날의 체중이 덜 증가했다는 것이다. 절식을 해오던 D의 체중이 과식 후 몸무게에 변화가 없길 바라는 건 불가능했지만, 과식 후 팽만해진 몸에 과도한 운동으로 펌프질만 해대는 것보다 팽만해진 복부를 풀어주는 것이 당장의 체중 증가나 부종에는 훨씬 더 도움이 되었다.

실제로 과식 후 바로 하는 고강도 운동은 오히려 소화를 더 방해한다. 운동은 가지고 있는 열량을 소모하는 일이고 소화는 음식을 열량으로 전환하는 일이다. 즉 운동과 소화는 우리 몸에서 동시에 원활하게 이루어질 수 없는 작용이다. 음식을 소화하기 위해 위장으로 몰린 혈액이 운동으로 다시 전신으로 퍼지게 되고, 휘몰아치듯 하는 고강도 운동 때문에 우리 몸은 소화에 집중할 수 없게 된다.

평소보다 무거운 식사를 했다면 무리해서 억지로 운동을 하기보다 위장의 움직임을 돕는 가벼운 걷기, 빵빵하게 부풀어 오른 복부팽만감을 풀어주는 복부 마사지, 스트레칭 정도만 하고 고강도 운동은 다음 날로 미루기를 권유한다.

나미쌤, 고마워요!

이번 피 검사에서 콜레스테롤, 간수치, 신장 기능이 다 정상으로 나와서
담당 의사선생님도 놀라고, 저도 놀랐어요.
혈압도 계속 내려가 기존 혈압약에서 한 알 뺐고요.

나미쌤 만나서 코칭 받고 식단한 지 이제 한 달 조금 넘었는데
아직 운동도 잘 못하고 아침저녁으로 마사지만 매일 꼭 하고 있는데
6kg 감량했어요.

매일 몸이 조금씩 건강해지고 있다는 걸 느끼고
검사 결과로도 확인하니 너무 기쁘고,
나미쌤한테 다시 한 번 너무 감사해요!

정말 그렇게 원하던 평생 식단을 알려주셔서 너무 감사합니다!

　김〇〇, 40, 여

3부

식사를 바꿔야
제대로 삽니다

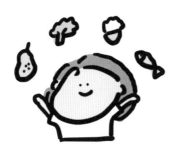

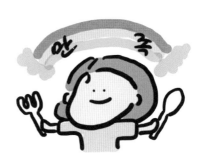

칼로리가 중요한 게
아니다

사무실을 오픈하고 처음 맞이한 가을, 나는 가장 바쁜 시기를 보냈다.

그해 여름에도 다이어트 업체들은 사람들이 혹할 만한 여러 타이틀을 내걸었다.

'여름 맞이 대감량'
'걸그룹 트레이너의 걸그룹 식단'
'하루 칼로리 부수기'

극단적인 식단을 기본으로 한 단기간의 빠른 감량만이 목적인 여러 다이어트 프로그램들이 여름을 휩쓸고 지나갔고, 가을이 올 때쯤 무리한 다이어트가 남긴 흔적들을 수습하기 위해 많은 분들이 찾아왔다.

나를 찾아오는 사람들은 다이어트를 처음 시작하는 사람보다는 이미 수많은 다이어트를 반복하면서 생리불순, 섭식장애, 위장질환, 탈모, 면역계 질환 등 컨디션이 망가질 대로 망가진 분들이나 난임 혹은 고혈압, 당뇨, 암 등으로 건강이 좋지 않은 분들이 주를 이룬다. 이미 할 수 있는 방법들을 다 해보고 마지막이라고 생각하고 오는 분들이 대부분이다. 그런 내담자들의 요구는 흔히 하는 단순한 '체중 감량'보다는 조금 복잡하다.

"생리불순 먼저 개선하고, 건강하게 체중 감량도 하고 싶어요."
"폭식증 먼저 개선하고, 건강하게 체중 감량도 하고 싶어요."
"아토피 먼저 개선하고, 건강하게 체중 감량도 하고 싶어요."
"식도염 먼저 개선하고, 건강하게 체중 감량도 하고 싶어요."

'체중 감량'만이 최우선이던 다이어트를 하다 몸의 부정적인 신호들을 느낀 이후에야 비로소 '건강'에 대해 관심을 갖기 시작한다. 나를 찾는 분들 대부분은 이미 다른 업체나 트레이너들을 통해 식단 지도를 받아본 경험이 있기 때문에, '칼로리'는 생각하지 말고 '밥'을 포함하여 일정량 이상 필수로 섭취하는 일반식으로 식사를 하라는 나의 이야기를 들으면 비슷한 반응을 보인다.

"이렇게 먹어도 된다니 정말 행복해요. 그런데 칼로리는 괜찮을까요?"

몸이 망가지면서 이전보다 건강이 중요하다고 생각하지만, 칼로리 제한에 익숙해진 내담자들 입장에서는 불안한 것이 당연하다.

나는 걱정스런 내담자들의 질문에 늘 같은 대답을 한다.

"네! 칼로리는 허구니까요."

많은 다이어트 업체들이 칼로리 제한 다이어트 프로그램을 운영한다. 칼로리를 제한하는 절식 식단은 단기간에 빠른 감량 효과를 볼 수 있고, 빠른 감량은 높은 매출로 이어진다.

모든 사람들이 칼로리를 제한해서 먹을 수 있다면 세상에 뚱뚱한 사람은 없어야 한다. 칼로리는 그냥 숫자일 뿐이다.

A, B, C, D 네 사람이 같은 시간과 같은 장소에서 500kcal의 빵을 먹었다면 모두에게 동일한 500kcal일까?

500kcal를 A는 동네 한 바퀴 뛰어서 연소했고, B는 동네 열 바퀴를 뛰어도 연소하지 못했다. C는 동네 5바퀴를 뛰었고, D는 동

네 7바퀴를 뛰어서 연소했다.

이렇게 연소하는 대사가 사람마다 다르기 때문에 동일하게 500kcal를 먹더라도 대사가 좋은 A에게는 100kcal 이하일 수도 있고, 대사가 약한 B에게는 1,000kcal 이상이 될 수도 있다.

몇 칼로리를 먹는지보다 내 몸이 얼마나 잘 연소하는지가 더 중요하다. 제대로 연소해야 살찌지 않는 몸을 만들 수 있음에도, 빠른 감량효과를 낼 수 있는 단순한 칼로리에만 초점을 맞추고 실제 연소하는 개개인의 컨디션과 대사의 차이는 전혀 고려하지 않는다. 건강한 감량을 위해서는 무조건 칼로리를 제한하고 적게 먹을 것이 아니라, 잘 연소하는 몸을 만드는 것이 반드시 선행되어야 한다.

✦ 가짜 칼로리 ✦

안녕하세요?
저는 빵, 500kcal죠.

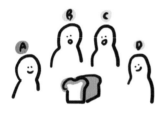

네 사람은 같은 칼로리의 빵을 먹었다.

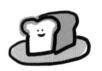

이 빵의 칼로리는 같지만

어우, 초면이네요.
저는 위장이라고 합니다.

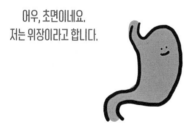

이 네 사람의 소화력과

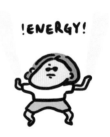

연소하는 대사는 모두 다르다.

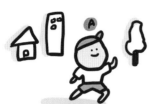

500kcal
부수기 완료!

대사가 좋은 A는 동네 한바퀴를 뛰어서
500kcal를 연소했다.

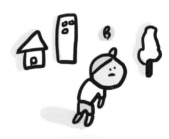

10바퀴를
뛰었는데…

반면 B는 동네 10바퀴를 돌아도
연소하지 못했다.

나는
500kcal?

아니면
250kcal?

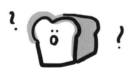

그럼 이 빵은 모두에게
같은 칼로리가 맞을까?

물만 마셔도 살찌는 몸,
당신의 소식과 절식이 만들어낸 결과

먹는 양과 체중은 비례할까? 대부분의 사람들은 Yes라고 답한다.

정말 먹는 양과 체중이 비례한다면 많이 먹는데도 살이 찌지 않는, 흔히 말하는 얄미운 체질의 사람은 없어야 하지 않을까?

나는 내담자의 평소 식사 양과 식사 패턴을 파악하기 위해 상담 시 일주일치 식단을 지참해달라고 하는데, 본인이 일주일 동안 먹은 음식들을 암기하고 있다며 일지를 작성해오지 않은 40대 중반의 E를 만났다. 어제 먹은 것도 기억이 가물가물한데 일주일

치를 암기하고 있다니? 나의 당황한 얼굴을 본 E는 말했다.

"저는 대부분의 날들을 하루 종일 이온음료와 커피만 마십니다."

먹는 양과 체중이 비례한다면 하루 종일 음료만 섭취하는 E는 굉장히 마른 체구여야 했지만, E는 160cm 남짓 되는 키에 90kg이 넘는 과체중이었다. 10대, 20대, 30대를 절식과 몸에 맞지 않는 다이어트를 반복하면서 E의 소화력과 호르몬은 손쓸 수 없을 정도로 망가져 있었다. 10번 넘게 시험관 시술을 했으나 아이가 생기지 않아 포기한 지 7년이 지났고, 그 7년 동안 생리를 한 횟수도 손에 꼽는다고 했다. 어느 순간부터 체중이 급속도로 불어났고 원인 모를 위장장애가 반복적으로 일어나면서 대부분의 날들을 음료로만 버티고 있었다.

E의 트레이너는 과체중 이유를 낮은 기초대사량이라고 했다고 한다. 살찌지 않으려면 기초대사량을 높여라? 인터넷, 헬스장에서만이 아니라 여기저기서 쉽게 들을 수 있는 말이다.

그럼 기초대사란 무엇일까?

쉽게 설명하자면 우리 몸 안에서 생명 유지를 위해 일어나는 모든 작용들이라고 보면 된다. 우리 몸은 생존을 위해 계속해서 여러 작용들을 하고, 그 작용들을 위해 내가 아무것도 하지 않아도 소모되는 에너지를 기초대사라고 부른다.

사실 대사는 너무 광범위하고 변수가 많으니 예측할 수 없다는 표현이 맞다. 그럼에도 우리는 이런 공식들로 기초대사를 계산하고, 칼로리를 맞추려고 애를 쓴다. 인바디로 1분 만에 기초대사량을 측정하고, 그 기초대사량에 기반해서 식단을 짜는 일은 너무나 어리석은 일이다. 자칫하면 칼로리 제한 식단이 멀쩡한 대사를 저하시켜, 스스로 살이 더 잘 찌는 몸을 만들 수도 있다.

숨만 쉬어도 소모되는 기초대사량보다 적게 열량을 섭취하면서 운동에너지까지 추가로 필요하니 몸 입장에선 전쟁모드 즉, 비상사태 모드로 바꾸게 된다.

그렇게 불안해진 몸은 소모되는 에너지를 줄이고 만약을 위해 이전보다 더 많이 저장해두려고 한다. 결국 남들과 똑같이 먹고, 똑같이 활동해도 살이 더 잘 찌는 몸으로 스스로 만들어버린 셈이다. 흔히들 말하는 물만 마셔도 살찌는 몸을 내 선택이 모여 만들어낸 것이다.

| 성별 기초대사량 평균 |

남성		여성	
나이	평균 기초대사량	나이	평균 기초대사량
20~29세	1,728 ± 368kcal	20~29세	1,312 ± 233kcal
30~49세	1,700 ± 302kcal	30~49세	1,317 ± 226kcal
50세 이상	1,494 ± 315kcal	50세 이상	1,253 ± 229kcal

※ 소수점 이하 반올림

✦ 먹어도 먹어도 ✦

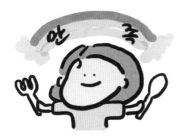

우리는 매일 고열량의
맛있는 음식들을 먹지만

이상하게도 내 몸은
갈수록 에너지가 부족해진다.

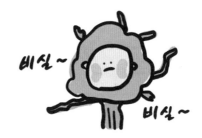

비실~

비실~

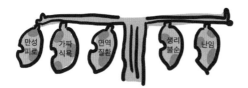

그리고 끊임없이 힘들다는
신호를 보내온다.

정말 중요한 건
이런 것들이 아니고

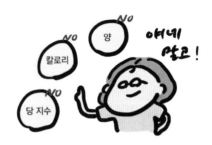

내 몸이 얼마나 소화하고
얼마나 흡수하는지이다.

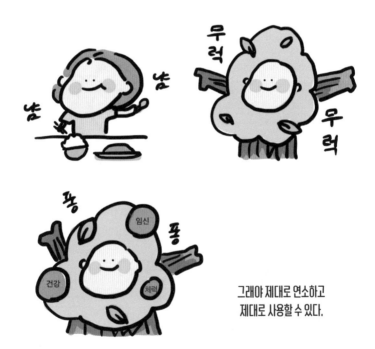

그래야 제대로 연소하고
제대로 사용할 수 있다.

먹어도 살이 잘 찌지 않는
사람의 비밀

앞서 얘기한 E 말고도 '나이를 먹어서 나잇살이 찐 것 같아요', '예전보다 적게 먹는데 살은 더 잘 쪄요'라고 말하는 사람들이 많다.

결론부터 말하면 그들의 말이 맞다. 우리 몸을 구성하고 있는 수많은 세포의 안에는 에너지를 생산하는 공장이 있는데 그 작은 공장의 이름은 '미토콘드리아'이다. 미토콘드리아는 몸 안의 에너지 발전소 혹은 몸 안의 엔진이라고 불리며 나의 '대사활동'에 중요한 역할을 한다. 이 작은 공장 안에서 대사의 80%를 좌지우

지할 정도로 많은 에너지를 만들어내기 때문에 사실상 생존을 위해 필요한 거의 모든 에너지를 생산한다고 해도 과언이 아니다.

이 작은 공장은 세포 하나당 평균 300~400개씩 존재하고 있고 그 개수는 사람마다 다르다. 먹어도 살이 찌지 않는 사람들은 이 세포 안 작은 공장들의 기능이 뛰어나거나 공장의 수가 많다고 생각하면 쉽다. 반대로 적게 먹어도 살이 잘 찌는 사람은 미토콘드리아 공장이 제 기능을 못하고 있거나 폐업 상태라고 보면 된다. 이 중요한 공장이 제대로 돌아가지 않으면 아무리 많이 먹어도 에너지로 전환되지 못하니, 우리 몸은 에너지가 모자라 쉽게 피로하고 신진대사가 저하되어 쉽게 살찌게 된다.

이 중요한 공장의 에너지 재료가 우리가 흔히 '탄단지'로 부르는 3대 영양소 '탄수화물, 단백질, 지방'이다. 우리가 음식을 먹으면 소화과정을 거쳐 탄수화물은 포도당으로, 단백질은 아미노산으로, 지방은 지방산으로 분해되고 이 분해된 영양소들은 세포들에게 전달된다. 이렇게 전달받은 영양소들을 세포는 바로 에너지로 사용할 수가 없어서 미토콘드리아가 이 영양소들을 세포가 사용할 수 있는 에너지로 바꿔주는 일을 한다.

미토콘드리아는 포도당(탄수화물), 아미노산(단백질), 지방산(지방)과 산소를 조합하여 ATP(adenosine triphosphate, 아데노신 3인산)라는 에너지를 만들어내고 그걸 다시 세포에 공급해

준다. 그렇게 변환된 에너지를 받아야 세포는 비로소 제 역할을 할 수 있다. 공장 하나당 최소 2개에서 최대 38개의 에너지를 만들어낼 수 있는데, 이 개수는 사람마다 다르다.

뿐만 아니라 미토콘드리아의 기능 이상은 당뇨나 대사증후군의 원인이 된다. 다시 말해 미토콘드리아라는 작은 공장이 쌩쌩하게 제대로 잘 돌아가야 우리 몸은 에너지를 제대로 전달받을 수 있고 병들지 않는다. 공장이 제대로 일하지 못해 에너지를 제대로 공급받지 못한다면, 우리 몸은 에너지 고갈을 막기 위해 몸에 지방을 쌓아두려 하기 때문에 더 쉽게 살찌게 된다.

극단적인 탄수화물 절식으로 체중 감량을 한 경우 외관상 체형은 말랐지만 지방간, 복부비만, 고지혈증, 콜레스테롤 등의 고민을 가지고 있는 내담자들이 많았다. 눈으로 보기에만 말랐을 뿐 제 기능을 못하는 공장 때문에 몸이 지방을 저장하기 시작한 것이다.

이렇게 중요한 공장의 기본 재료가 '탄단지'인데 단순히 '탄수화물은 살찌니까'라는 이론을 들이밀며 탄수화물을 극도로 제한한다면?

재료가 부족한 공장은 제 기능을 하지 못하고, 이런 기간이 길어지면 공장은 폐업하게 된다. 이것이 극단적인 다이어트 후에 더 살이 찌는 체질로 변화하는 이유이다. 노화로 공장의 수가 줄어들기 때문에 당연히 이전보다 체력도 떨어지고 살이 더 잘 찔 수밖에 없다. '나잇살 찐다'는 표현이 틀린 말이 아니다. 20대의 공장과 30대, 40대의 공장이 같길 바라는 건 분명 욕심이다.

문제는 잘못된 다이어트로 소중한 미토콘드리아 공장들이 나이보다 더 빠르게 망가지고 있다는 점이다. 만약 자신이 유독 먹는 양에 비해 살이 잘 찌고, 운동량에 비해 체중이 잘 빠지지 않고, 피로감이 크다면 내가 체중 감량을 위해 무엇을 망가트린 것인지를 한번쯤 되돌아봤으면 한다.

임신을 준비하고 있거나 임신 중이라면?

난자 안에는 약 10만개가량 되는 미토콘드리아가 있고 이 난자는 정자(정자 꼬리에 미토콘드리아 대략 100개)와 만나 수정을 거쳐 태아가 된다. 이렇게 엄마로부터 받은 공장은 아이가 건강하게 성장하기 위한 중요한 밑바탕이 되며 실제 미토콘드리아는 99% 모계유전이다. 즉, 엄마의 공장 기능이 약하다면 엄마에게 물려받은 아이의 공장도 약할 수밖에 없다는 뜻이다.

이 공장은 모계유전성이 강하기 때문에 임신 전과 임신 중 엄마의 컨디션을 내 아이가 그대로 물려받는다고 생각하면 사실 진정한 태교는 임신 '중'이 아니라 임신 '전' 엄마의 컨디션 관리부터가 시작인 것이다. 태어날 아이에게 진짜 필요한 건 비싼 유모차나 오가닉 제품이 아니라, 엄마로부터 물려받게 될 '건강'이다.

임신 전과 중 식단 관리가 중요한 이유는 미토콘드리아 때문만은 아니다. 출산 시 엄마의 장 컨디션도 매우 중요하기 때문이다. 무균 상태로 자궁에 있던 태아는 출산 시 산도(출산하는 길)를 거치면서 엄마의 질과 항문에 있는 '엄마의 균'들을 피부와 코와 입으로 흡입하는데, 이때 엄마의 유해균보다 유익균이 많아야 아이는 건강한 면역을 갖출 수 있게 된다. 생후 6개월 이내에 평생의 면역이 결정되기 때문에 출산 과정에서 엄마의 장 컨디션 또한 아이의 평생 면역력에 큰 영향을 주게 된다.

소화 컨디션을 올리면
많은 것이 달라진다

　　그때그때 다른 다이어트 식단들이 끊임없이 유행할수록, 잘못된 식단의 부작용을 겪는 사람들도 끊임없이 나온다. 한번은 20대 중반의 배우지망생 F가 찾아왔다. F는 당시 유행하던 다이어트 식단이 남긴 큰 후폭풍 때문에 나를 찾아왔다. 가공 음식을 배제하고, 음식의 조리를 최소화하며 구황작물과 생채소, 껍질을 제거하지 않은 과일을 양 제한 없이 마음껏 먹는 방법이었다.

　쉽고 건강해 보이는 식단이었지만 F는 장기간의 생리불순과

원형 탈모를 얻었다. 생리유도주사를 맞아도 생리를 하지 않아 큰 병원을 찾아야 했고, 식단을 유지할 때는 체중 감량이 되었으나 해당 식단을 멈추고 일반식을 섭취하면 불과 며칠 만에 본래 체중으로 돌아갔다.

남은 건 생리불순과 탈모뿐이었다. 누군가는 해당 증상을 명현현상이라고 했다고 한다.

다이어트나 화장품 부작용에 명현현상이라는 표현이 유난히 많이 등장한다. 무분별하게 쓰이는 명현현상이라는 말은 급변한 환경에 몸이 적응하지 못해 생기는 부작용을 포장한 말이라고 생각한다.

다이어트 이론에 정답은 없고, 각각의 다이어트 방법으로 긍정적인 효과를 본 사람 또한 분명 존재한다. 나 역시 특정 다이어트 이론을 비난할 생각이 없다. 단지 '왜'에 대한 이야기를 하려고 한다. 왜 같은 이론으로 누구는 부작용을 겪고 누구는 효과를 보는 걸까?

바로 '소화 컨디션'이 다르기 때문이다. 개개인의 소화 컨디션을 고려하지 않고 획일화해서 진행할 때 문제가 발생한다. 아무리 좋은 음식이라도 소화가 제대로 안 되면, 몸 안에서 부패하고 쓰레기가 될 뿐이다.

몸 안에 있는 불필요한 쓰레기들 때문에 몸이 제 기능을 못하는 상태를 우리는 흔히 '몸에 독소가 많다'라고 말하고 한의학에서는 '어혈'이라고 부른다. 얼마나 먹었는지보다 몸이 얼마나 소화해서 영양분으로 전환했는지가 더 중요한데, 소화가 어려운 식단이 지속되는 건 몸 입장에서는 월급은 못 받고 쓰레기만 받으며 일하는 상태라고 보면 된다. 우리가 월급을 받지 못하면 억울하고 불안한 것처럼, 몸도 식단이 제대로 소화흡수되지 않으면 똑같이 억울하고 불안하다. 불안해진 몸은 에너지 소모 즉, 대사를 줄이게 된다.

그렇게 대사를 줄인 몸은 비상상황을 대비해 에너지를 연소하지 않고 저장하려는 성질로 바뀌기 때문에 소화력이 저하되면 체중 감량 또한 더뎌질 수밖에 없다. 이렇듯 소화는 대사에 영향을 주고 대사는 호르몬과 순환에 영향을 준다. 소화, 순환, 대사, 호르몬은 모두 연쇄작용을 하고 이 연쇄작용은 소화에서부터 시작된다고 해도 과언이 아니다.

반대로 이야기해서 소화 컨디션에 맞는 식단을 하면 단순히 체중 감량뿐만 아니라 그 외 여러 가지 긍정적인 효과를 볼 수 있다는 뜻이기도 하다.

✦ 소화가 안 돼요 ✦

소화 안 되는 반응이
더부룩함, 체한 느낌만
있는 건 아니에요.

이 모두가 소화가 안 되는 반응들

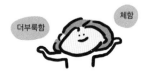

상열감

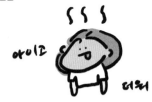

졸음, 무기력감,
피로감

윗배 팽만

체형으로 인한 문제들

상체 체형이
무너지면 어깨 통증이나
두통

코어근이 약하면
등이나 허리 통증

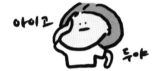

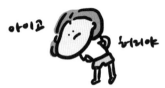

우리는 다이어트하려고 사는 사람이 아니다

　　　　　　지난 봄 개인 상담이 부쩍 늘어나기 시작할 무렵 굉장히 무기력하고 우울해 보이는 아주 마른 체형의 20대 초반의 여대생 G가 찾아왔다. 눈을 마주치려고 애썼는데 계속 멍한 표정이었다.

　G에게 왜 이렇게 기운이 없는지 묻자, G는 집중하지 못해 미안하다고 말하며 2주 만에 8kg을 감량한 후 무기력한 상태가 지속되고 있다고 했다. 나는 두 가지 사실에 놀랐다. 2주 만에 무려 8kg을 감량했다는 사실과 8kg 감량 전에도 날씬했을 것이라고

추측될 만큼 마른 G의 체구 때문이었다.

G에게 2주 만에 무려 8kg을 감량한 다이어트 방법과 과체중이 아닌데 그렇게 무리한 감량을 감행한 이유를 물었다. 상체보다 하체가 발달한 체형이 콤플렉스였던 G는 난생처음 트레이너에게 PT를 받으며 식단 코칭을 받았다고 했다. 아래 식단이 20대 초반 정상 체중의 여성에게 제시한 다이어트 식단이다.

아침 사과 껍질째 1/2개
점심 닭가슴살 100g, 고구마 100g, 채소 50g
저녁 토마토 1개

※ 주 5회 이상 운동(주 3회 PT 포함)

2주 만에 8kg이라는 빠른 감량을 가져온 이 식단의 결과는 참담했다. G는 식단과 운동을 병행하고 일주일이 지날 무렵부터 하혈을 했다. 무서워진 G는 하혈의 원인을 음식 섭취가 너무 적어서라고 판단했고, 트레이너 몰래 저녁에 간장 종지에 밥을 덜어 먹기 시작했다.

몰래 음식을 더 먹은 사실을 알게 된 트레이너는 하혈을 하는 G에게 공복 유산소 운동을 한 시간이나 하게 했다.

개인의 몸 컨디션을 고려하지 않고 진행한 무자비한 절식 식단은 폭력과 다를 것이 없다. G는 극단적인 예시일 수도 있다. 그러나 많은 트레이너들이 운동이 직업이 아닌 일반인들에게 닭가슴살과 고구마, 야채가 주를 이루는 닭고야 식단을 권유한다. 밥을 제한하고 고구마로 섭취하면 감량 효과는 빠르지만 그렇게 감량한 체중은 금방 돌아온다.

우리는 평생 닭고야 식단을 지속할 수 없다. 우리는 다이어트하려고 사는 사람이 아니다. 식단이 일상에 지장을 줄수록 성공확률은 낮아진다. 고구마만 먹고 감량하면 고구마만 먹으면서 유지해야 한다. 바꿔서 말하면 밥을 먹으면서 감량해야, 밥을 먹고 살아도 유지할 수 있다는 뜻이다.

잘 먹어야,
잘 연소한다

절식에 가까운 소식으로 몸을 불안하게 만들어놓고 '치팅'이라는 이유로, 주말이라는 이유로 갑자기 고열량의 음식을 먹게 된다면 우리 몸은 어떻게 될까?

우리가 생활비가 모자라면 스트레스를 받는 것처럼 지속적인 절식은 몸을 만성 스트레스 상태로 만든다. 이 스트레스호르몬은 지방세포를 자극하기 때문에 그 상태에서 들어온 고열량의 음식은 근육이 아닌 지방으로 저장된다. 스트레스 받을 때 먹으면 더 살찐다는 말이 결코 틀린 게 아니다. 불안정한 몸이 지방을 비상금으로 저장하고자 하는 것이다.

더 큰 문제는 스트레스호르몬의 분비가 아니라, 지속된 절식은 내 몸을 압박하고 압박받는 몸은 실제로 지방저장호르몬(갑상선호르몬인 RT3)을 분비시킨다는 데에 있다. 지방저장호르몬이 분비되기 시작하면 지방연소호르몬의 분비는 줄어들고, 몸은 더 많이 저장하고 더 적게 연소하는 몸으로 바뀌게 된다. 지방저장호르몬은 우리의 온몸에 분포되는데 비상금이 저장되는 위치는 속옷 라인, 등, 팔뚝, 허벅지 안쪽, 승마살, 턱살, 아랫배다.

순환이 잘되지 않아 노폐물이 모이는 곳, 모두들 똑같이 고민하는 그 부위 말이다.

반대로 꾸준히 내가 필요로 하는 만큼의 소득이 들어온다는 확신이 생기면 지출이 늘어나듯, 매일 필요로 하는 만큼의 에너지가 들어온다는 확신이 있다면 우리 몸은 연소를 높이게 된다.

내 몸에게 굳이 칼로리 소모를 최소화해서 남은 에너지를 꾸역꾸역 지방으로 축적할 필요가 없다는 확신을 들게 해줘야 한다. 얼마나 먹었는지보다 몸이 얼마나 소화해서 영양분으로 전환했는지가 더 중요하다. 쫄쫄 굶기다가 소화하기 힘든 고열량의 음식을 툭툭 넣어주는 것이 아니라 몸에서 필요로 하는 만큼, 모자라지 않게, 그래서 몸이 불안해지지 않게 꾸준히 제공해줘야 한다.

대사가 높다는 건 결국 섭취한 만큼 잘 연소한다는 뜻이다. 무조건 운동으로 근육을 만들어야 대사를 높일 수 있다고 흔히들 생각하지만 실제 우리 몸에서 에너지를 가장 많이 소모하는 것은 근육이 아니라 '장기'이다. 근육으로 연소하는 에너지는 대략 대사의 20% 내외이고 장기가 소모하는 에너지는 80% 내외이기 때문에 몸에 맞지 않는 고강도 운동을 억지로 지속하는 것보다는 지친 몸이 제 기능을 하게끔 만들어주는 것이 훨씬 중요하다.

잘 연소하는 몸으로 만들고 싶다면 몸이 에너지가 모자라 불안하지 않게, 그래서 비상금을 마구마구 지방으로 저장하지 않게 만들어야 한다. 잘 연소하려면 잘 섭취해야 하고 제대로 소화해서 몸이 필요로 하는 만큼의 에너지를 잘 흡수할 수 있게 해주어야 한다.

그 시작은 섭취한 음식을 에너지로 전환하는 일, '소화'부터 잡아야 한다. 소화하기 쉽게 잘 먹어야, 결국 더 잘 연소할 수 있다.

✦ 기초대사를 높여라 ✦

근육을 키워야
기초대사가 높아진다고!

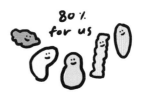

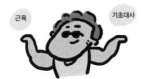

사실 내가 소모하는 기초대사량 중
80%는 장기들이 소비한다.

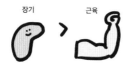

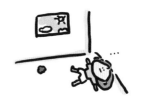

즉, 근육 증량을 하기 전에
몸이 제 기능을 하게 해주어야 한다.

호르몬이 불안정하고 소화, 순환이 되지 않는
몸은 근육 증량이나 지방연소에
에너지를 소모하지 않는다.

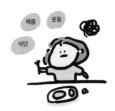

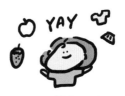

억지로 굶고, 억지로 운동해서
체중을 겨우 유지하는 게 아니라

살이 빠지는 몸, 살이 찌지 않는 몸을
먼저 만들어야 한다.

똑같이 먹는데
내가 더 많이 살찌는 이유

탄수화물을 먹으면 소화과정을 통해 탄수화물이 포도당으로 분해되어서 혈액 속으로 방출되고 우리는 그걸 '혈당'이라고 부른다.

혈액 속에 혈당이 많아지면 췌장에서는 혈당을 낮추는 유일한 호르몬인 인슐린을 분비하고, 인슐린은 포도당과 결합해서 몸 안의 세포와 장기들에게 이동하게 된다. 세포는 흡수한 포도당을 내 몸 안의 작은 공장 미토콘드리아에서 에너지원으로 전환시켜 세포에게 재공급한다.

올라간 혈당을 정상화하기 위해 췌장에서 인슐린 분비를 하는데, 아이러니하게도 세포와 장기들은 혈당을 에너지로 쓰지만 직접적으로 인지하지는 못한다. 그래서 분비된 인슐린이 포도당과 결합해야 그제야 인슐린을 인식해서 에너지가 들어온 걸 인지하게 된다.

그렇게 포도당을 흡수해서 에너지원으로 사용하는데, 여기서 인슐린 저항성이 높다는 건 췌장에서 인슐린을 똑같이 분비해도 우리 몸, 장기와 세포들이 인슐린에 둔해져서 바로바로 인식하지 못한다는 뜻이다. 그럼 췌장은 '왜 인슐린을 분비해줘도 혈당은 그대로인 거지?' 이렇게 생각하고 높아진 혈당 정상화를 위해 인슐린 분비를 과하게 하게 되는데 여기서부터 진짜 문제가 발생한다.

첫 번째, 과하게 발생된 인슐린이 혈액 속의 성호르몬의 결합을 방해하고 남성호르몬을 증가시켜, 배란장애 즉 다낭성난소증후군을 야기시킨다.

두 번째, 이렇게 과하게 분비된 남성호르몬은 간에 지방을 축적하는 것을 막아주는 활동을 억제하기 때문에 지방간의 원인이 된다. 실제 다낭성난소증후군의 경우 비만이 아니어도 지방간인 경우가 많다.

세 번째, 췌장은 혈당을 정상화하려고 노력하지만 췌장 기능에도 한계가 있기 때문에 과도한 인슐린 분비는 췌장의 노화를 촉진한다. 췌장 기능이 50% 이상 감소하면 당뇨가 된다.

네 번째, 에너지원으로 전환되지 못한 포도당은 지방으로 전환되는데 인슐린저항성이 높을수록 에너지원으로 전환되지 못하는 포도당이 많아지기 때문에 살이 찌기 쉽다.

다섯 번째, 에너지원인 포도당을 충분히 전달받지 못한 우리 몸, 장기와 세포들은 에너지가 부족해서 제 기능을 하기 어렵기 때문에 무기력감과 피로감이 지속되고 체력저하 증상이 나타난다.

다낭성이 아니어도 유난히 살이 잘 찌거나, 과체중인 분들의 대다수가 인슐린저항성이 있다. 흔히 건강검진하면 나오는 대사증후군이 그 예이다. 대사증후군의 또 다른 이름은, 인슐린저항 증후군이다. 대사장애가 만성화되면 비만, 고혈압, 고지혈증 등을 초래하게 된다.

특히 대사증후군 또는 다낭성난소증후군이라면 나중에 임신당뇨나 당뇨와도 연관이 깊으니 임신 전과 임신 중에 지속적인 식단 관리가 필요하다.

나미쌤, 고마워요!

이런 말 수도 없이 들으시겠지만,
진심으로 감사하다는 말 꼭 드리고 싶어요.
제가 원래 소화기가 약해서 아는 지식 안에서 건강한 음식들로만 챙겨 먹는데도
냉증이 말도 못하게 심하고, 아침저녁으로 팅팅 붓는 부종 때문에
매일이 스트레스였어요.
몸이 허하다고 해서 한약도 먹어봤지만
잠깐 몸이 따듯해지다가 안 먹으면 다시 원점.

정상 체중에 아직 크게 아프지는 않아서
굳이 코칭까지 받아야 하나 고민하다가
생리 전 배가 너무 심하게 부풀고,
몸무게가 갑자기 3kg이 느니까 무서워서
나미쌤 만난 거였어요.

건강한 음식 먹고, 조미료 안 쓰고, 양념 조절하고
붓기에 좋다는 음식 달고 살았는데
나미쌤 통해서 소화가 얼마나 중요한지 알게 됐어요.
부종도 많이 좋아졌고, 아직 발쪽은 냉증이 심하지만
손은 이전보다 확실히 덜 차요.(남편피셜)

지도해주신 대로 꾸준히 열심히 해볼게요!

　이○○, 33, 여

4부

내 몸의 순환기능 살리고
살 빠지는 몸을 만드는
일반식의 비밀

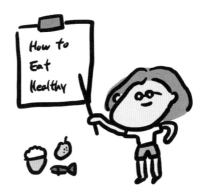

몸의 스케줄을 고려해서
식사하라

　　　　　　　우리가 각자 스케줄에 맞춰 생활하는 것처럼
우리 몸도 일정한 사이클을 따라 활동한다. 흔히 이걸 생체리듬
이라고 부른다.

　인간의 생체리듬은 크게 3주기로 진행된다.

　우리 몸이 3교대 근무를 하고 있다고 생각하면 이해가 쉽다.
몸은 일정한 대사를 유지하기 위해 24시간 쉬지 않고 일하지만
그렇다고 24시간 모든 기능들이 최대치로 풀가동되는 것은 아니
다. 효율성을 높이기 위해 몸의 기능들 나름대로 저마다의 스케

줄을 가지고 교대근무를 하는 것이다.

식물들도 해가 쨍쨍한 낮 시간대에 더 많은 에너지를 얻기 위해 잎을 높게 올리고, 해가 없는 밤에는 잎을 떨궈 불필요한 에너지 소모를 최소화한다. 식물조차 스스로의 리듬에 따라 활동하는데 인간의 몸이라고 다를 것이 없다.

그리고 이 인체의 주기는 호르몬 주기와도 맞아 떨어진다. 아침이 밝아오면 우리가 완전히 잠에서 깨기 전부터 몸은 아침을 맞이할 준비를 한다. 수월한 기상을 위해 수면호르몬인 '멜라토닌'의 생성을 중단하고, 원활한 활동을 위해 스트레스호르몬인 '코르티솔'의 분비를 시작하며 기상을 앞둔 시점부터 체온도 오르게 된다.

그리고 낮 시간에는 몸의 근육 긴장도가 최고조에 이르면서 일과 중 업무를 빠르고 수월하게 할 수 있도록 돕는다.

그렇게 하루를 보내고 저녁이 되면 몸은 휴식을 취하기 위해 수면호르몬인 멜라토닌을 생성하고 스트레스호르몬인 코르티솔의 분비는 줄이고 체온도 떨어트린다. 몸이 제 기능을 한다면 우리는 매일 밤 큰 노력 없이도 깊은 수면을 이룰 수 있어야 하고 개운하게 아침을 맞이할 수 있어야 한다.

꽉 막힌 복잡한 도로에서 다들 각자 다른 길을 가는 것처럼 보이지만 모두가 일정한 규칙을 준수하며 이동하는 것처럼, 그냥 보면 연관이 없어 보일지 몰라도 우리 몸의 기능들은 저마다 다른 일을 하면서도 일정한 규칙을 지키는 교대근무를 하고 있는 것이다. 신호를 위반한 한 운전자로 인해 예기치 못한 큰 사고가 나는 것처럼 몸의 스케줄을 무시한 불규칙한 식습관은 우리 몸의 기능들을 와르르 무너지게 만들 수도 있다는 뜻이기도 하다.

배출주기(새벽 4시~낮 12시)

쉽게 말해 몸이 노폐물을 배출하는 일종의 청소 시간이다. 식당 영업시간 전 하루 종일 손님을 맞이할 재료를 준비하고 청소를 하는 것처럼 우리 몸도 본격적인 활동을 시작하기 전에 하루

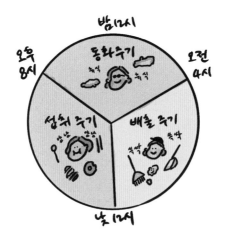

를 보낼 준비를 하고 몸을 청소한다. 아침에 일어나면 눈곱이 껴 있고, 입 냄새가 나는 것도 몸에서 배출 즉, 청소를 했기 때문이다.

배출주기에는 스트레스호르몬이라 불리는 코르티솔이 분비 되기 시작한다. 코르티솔은 새벽 4시에 분비를 시작해서 오전 8 시에 최대치로, 배출시간이 끝나가는 오전 11시부터 분비를 줄 이기 시작한다. 스트레스호르몬이라고 불리기 때문에 나쁜 호르 몬이라 생각하기 쉽지만 일정량의 코르티솔이 분비되어야 아침 을 활기차게 맞이할 수 있다.

코르티솔은 하루를 맞이하기 위해 아침에 우리를 준비시키는 역할을 한다. 코르티솔이 적정하게 분비되지 않는 몸은 오전 내 내 피로하고 무기력할 수밖에 없다.

섭취주기(낮 12시~오후 8시)

이 시간대는 몸의 활동량이 가장 많은 시간이기 때문에 영양 공급 즉, '섭취'에 치중한다. 쉽게 말하면 몸의 근무시간이라고 보 면 된다. 활동을 가장 많이 하는 낮 시간대에 우리 몸의 근육 긴 장도는 최고조에 이르면서 우리 몸이 일과 중 업무를 빠르고 수 월하게 할 수 있도록 돕고 '장' 운동성 또한 섭취주기인 낮 시간대 에 가장 활발하게 이루어진다.

장 활동성뿐 아니라 낮 시간대에 심장박동수와 호흡도 상대적으로 높아서 전신으로 산소와 영양분을 빠르게 공급할 수 있게 된다. 섭취주기에 몸이 제대로 일할 수 있게 하려면, 이 시간대에 몸에서 필요로 하는 열량을 제대로 제공해주어야 한다.

동화주기(오후 8시~새벽 4시)

섭취주기 동안 섭취한 음식에서 영양소를 흡수하는 시간으로, 몸이 퇴근해서 내일을 준비하는 시간이라고 생각하면 쉽다.

그러니 야식을 먹거나 저녁에 과식하는 건, 몸의 입장에서는 일종의 '야근'인 셈이다. 업무를 멈추고 쉬어야 할 시간에 소화하느라 추가 에너지를 소모해야 하니 야식을 먹은 다음 날 더 피곤하고 몸이 무거울 수밖에 없다.

미국의 과학 잡지 〈퍼퓰러 사이언스〉에 따르면 하루의 야근이 우리 몸에는 일주일간의 타격을 준다고 한다. 야근뿐만이 아니라 늦은 시간이나 새벽에 야식을 먹으면 그것만으로 우리 몸의 스케줄에 지장을 주는데 이러한 패턴이 4일 정도 반복되면 우리 몸은 밤늦게 혹은 새벽에 불쑥 들어온 '야식＝야근 업무'를 처리하기 위해 밤중에는 꺼두었던 위장 활동 스위치를 켤 수밖에 없다.

몸의 기능들이 24시간 최대치로 풀가동할 수 없기 때문에 늦은 시간에 갑자기 일하게 된 위장이 섭취주기만큼 빠르고 원활하게 소화하지 못하는 것은 너무 당연한 이야기일지도 모른다.

그래서 같은 음식이라도 한밤중, 새벽에 들어간 음식은 일과 중에 섭취한 것보다 소화에 오래 걸릴 뿐 아니라 수면에도 지장을 주게 된다. 한밤중에 섭취하는 소화하기 무거운 야식들은 단순히 소화뿐 아니라 수면호르몬이라 불리는 멜라토닌의 분비를 방해하기 때문이다.

우리 몸은 저녁이 되면 휴식을 위해 수면호르몬인 멜라토닌을 생성하고 스트레스호르몬의 분비는 줄어들며 체온을 떨어트린다. 멜라토닌은 초저녁을 시작으로 밤 12시부터 새벽 2~3시에 최대치로 분비되었다가 새벽 4~5시 전후로 분비를 줄이기 시작한다. 그래서 실제 수면장애가 있는 사람들의 대부분, 멜라토닌의 분비가 줄어드는 새벽 3~5시 사이에 반복적으로 깨어나는 경우가 많다.

이러한 몸의 3주기를 이해하면 가볍게 먹어야 할 때, 제대로 챙겨 먹어야 할 때, 먹지 말아야 할 때가 이해될 것이다.

노폐물 배출을 도와주는
아침 과일식

다음은 A, B, C의 아침 식사이다. 이 중 가장 건강한 아침 식단은 어느 것일까?

A의 아침   아메리카노
B의 아침   샌드위치 1조각
C의 아침   아보카도 + 소량의 간장

많이들 C를 선택한다. 그러나 컨디션에 따라서 A, B, C 모두 우열을 가리기 힘들 정도로 건강하지 못한 아침 식단이다. 아보카도는 건강한 식품이 맞다. 단, C의 컨디션은 지방이 많은 아보카도를 기상 후 바로 섭취하기에 무리가 있었다. C는 흔히 말하는 '채소' 위주의 건강 식단을 하고 있었지만 자궁 종양과 잦은 부정출혈로 인해 해외에서 한국으로 방문해서 상담을 받을 만큼 건강 상태가 좋지 않았다.

새벽 4시부터 낮 12시까지의 배출주기는 몸을 정화하고 유해물질을 제거하는 몸의 자연정화 시간이다. 가벼운 아침으로 생각하는 '빵, 샌드위치' 같은 가공 탄수화물은 소화에 10~12시간가량 걸리기 때문에 결코 가볍지 않다. 배출주기인 아침에 가공 탄수화물처럼 소화시간이 오래 걸리는 음식을 섭취하면, 먹은 음식을 소화하느라 배출에는 온전히 집중할 수 없게 된다.

과체중인 사람들의 대부분은 배출되는 노폐물보다 몸 안에서 만들어지는 노폐물이 현저히 많아 나오는 결과라는 말이 있다. 체중 감량 혹은 우리가 그토록 원하는 살찌지 않는 몸을 만들려면 원활한 순환, 즉 노폐물이 몸에 쌓이지 않고 잘 배출될 수 있게 해주어야 한다. 배출되지 못한 노폐물은 체내에 쌓여 독소가 되고, 결국 몸은 오염된다. 우리 몸에서 나오는 독소의 80%가량은 제대로 소화흡수되지 못한 부패한 음식에서 나온다.

과일은 소화에서 흡수까지 걸리는 시간이 30분 내외로, '씹어' 먹는 음식 중 가장 짧은 시간이 소요되기 때문에 배출주기에 매우 적합한 음식이다. 많은 소화 에너지와, 복잡한 소화과정이 필요 없는 과일로 아침식사를 해서 소화과정에 쓰이는 에너지를 최소화하고 원활한 노폐물배출이 될 수 있도록 해주어야 한다.

그냥 아침을 거르면
안 될까요?

아침 과일식으로 하루를 시작하라고 하면 이런
반응들이 많다.

"아침에 뭘 먹으면 속이 더부룩해서 힘들어요."
"아침 먹으면 살이 더 찌지 않을까요?"
"아침 챙겨 먹느니 10분이라도 더 잘래요."
"저는 과일 싫어하는데요."

아침 과일식은 몸의 순환을 돕고 소화력을 개선해서 대사를 활발하게 만들어줄 시작점이고, 불안정한 호르몬과 널뛰는 가짜 식욕을 잡아줄 중요한 에너지 공급원이다.

우리가 수면하는 동안 우리 몸은 휴식하고, 재생하고, 회복한다. 다시 말해 우리가 자는 동안에도 분명 에너지 소모는 일어나며 우리의 '뇌' 또한 쉬지 않고 작동한다. 이때 뇌는 '당'을 에너지로 사용하는데 자면서 음식을 섭취하는 것이 아니기 때문에 우리 몸은 우리가 자는 동안 소모만 하는 상태인 것이다.

그러니 일과를 준비하는 오전에 건강한 당이 들어 있는 과일을 충분히 섭취하여 우리 몸이 밤새 소모했던 영양소를 흡수할 수 있게 해야 한다. 아침을 거르면 밤새 에너지 소모만 했던 우리 몸은 에너지 고갈상태가 되기 때문에 에너지를 본격적으로 연소해야 할 낮 시간대에 들어오는 에너지를 '저장'하고 연소를 줄일 수밖에 없다.

불규칙한 소득으로 언제 월급이 들어올지 모르는 상태로 늘 불안을 겪는 사람은 막상 월급이 들어와도 비상금으로 저축해두려고 하지 소비하려고 하지 않는 것처럼 말이다. 즉, 스스로 더 살찌는 몸을 만드는 것이다.

오전 과일은 가짜식욕 억제에도 도움이 되는데 가짜식욕이란 말 그대로 육체적 혹은 심리적 허기짐에서 비롯된 '가짜' 욕구일

뿐 음식에 대한 '진짜' 욕구가 아니다.

다이어트를 하다 보면 떡볶이, 라면, 빵, 초콜릿 같은 음식을 먹고 싶은 욕구가 강해지는 것을 한 번쯤 경험해봤을 것이다. 다이어트를 위한 식단 제한과 노력에 대한 보상심리가 가짜식욕을 가져온다. 가짜식욕은 육체가 허기져서 음식을 요구하는 진짜 욕구가 아니다.

오전에 과일식이 제대로 들어가야 이 가짜식욕을 잡을 수 있다. 우리 몸은 가공 탄수화물이나, 액상과당, 합성감미료가 아닌 자연이 가진 당을 가장 좋아한다. 밥에서 얻을 수 있는 포도당, 과일이 가진 당, 혈당을 천천히 올리는 흔히 건강 탄수로 불리는 고구마, 단호박 등을 가장 좋아한다.

그러나 다이어트를 하면서 탄수화물을 지나치게 절식하거나 소화가 잘되지 않아서 몸에서 필요로 하는 만큼의 열량을 충분히 흡수하지 못하면 에너지가 모자란 몸은 불안정해지기 시작한다. 그 상태에서 생리주기, 날씨, 스트레스, 과한 활동량 등 여러 가지 요인들로 평소보다 더 큰 압박이 가해지면 우리 몸은 '비상'이라고 인지하면서 건강한 당이 아닌 혈당을 빠르게 올리고 지방으로 비축하기 쉬운 가공 탄수화물이나, 액상과당, 합성감미료를 찾게 된다.

어떤 여자도 생리 전에 현미밥을 먹고 싶어 하지 않는다. 다이어트 보상심리로 고구마를 쪄 먹지도 않을 것이며 일하다 스트레스 받는 순간 우아하게 녹차를 우려 먹지도 않을 것이다. 당신이 생리 전에 빵이나 떡볶이가 먹고 싶은 이유이자 스트레스 받은 후 폭식하게 되는 이유이다.

가짜식욕은 씹는 욕구와 탄수(당)에 대한 욕구로 나타나는데 오전에 과일로 이 두 가지만 해소해주어도 불쑥불쑥 올라오는 가짜식욕을 비교적 쉽게 조절할 수 있다.

스트레스호르몬 '코르티솔'

길을 가다가 맹수를 만난다면, 순간적으로 엄청난 스트레스를 받으며 도망갈지 싸울지를 판단하게 될 것이다. 이것이 코르티솔이라는 호르몬을 설명할 때 쓰이는 흔한 '예'이다.

맹수를 만난 스트레스 상황에서 우리 몸은 스트레스호르몬인 코르티솔을 빠르게 분비한다. 코르티솔이 분비되면, 우리는 맹수와 싸울지 도망갈지를 순간적으로 판단해서 실행에 옮기게 된다. 맹수로부터 도망쳐서 살아남았다고 느끼고 안정을 찾으면 코르티솔의 분비는 다시 줄어든다. 코르티솔이 제대로 분비를 하면 우리는 맹수를 만나도 순간적으로 빠르게 도망칠 수 있다.

코르티솔은 우리 몸에 없어서는 안 될 꼭 필요한 호르몬이다. 다만 코르티솔은 양면성을 가지고 있어서 과하게 분비될 경우 신진대사에 악영향을 미치기도 한다. 원시시대에 맞닥뜨린 맹수는 도망가면 끝나는 문제이지만, 도망갈 수도 없고 끝나지도 않는 다양하고 만성적인 스트레스를 수시로 마주하는 현대인들은 코르티솔이 과도하게 분비될 수밖에 없다.

코르티솔의 분비가 장기화되면 우리 몸은 비상사태에 대비한 에너지를 얻기 위해 추가 에너지 욕구 즉, '당'에 대한 욕구를 키우게 된다. 그래서 스트레스를 받으면 음식 욕구가 증가하고 빵, 떡, 과자 같은 가공 탄수화물을 먹어치우는 것이다.

스트레스를 받는 순간에는 음식 소화보다는 위기 상황에서 벗어나려는 데 몸이 집중하기 때문에 일시적으로 소화가 느려지고 음식에 대한 욕구가 높지 않다. 그러나 일정시간이 지나면 우리 몸은 길어진 위기 상황에 대비하기 위해 더 많이 먹고 더 많이 저장하라는 신호를 보내게 된다. 그래서 스트레스를 한창 받는 중인 업무 중보다는 스트레스 상황이 끝난 일과를 마친 후 저녁식사 자리 혹은 저녁 식후 간식을 보상심리처럼 과식이나 폭식하게 된다. 또 하필이면 복부지방세포가 코르티솔에 강하게 반응하기 때문에, 이렇게 섭취된 음식들은 내장지방, 복부지방으로 자리 잡기 쉽다.

아침 과일식,
네 가지만 지켜서 드세요

            과일식은 여러 순기능을 가지고 있지만 잘못하게 되면 오히려 부작용이 생길 수 있기 때문에 정확한 가이드라인 안에서 제대로 진행해야 한다. 인터넷을 보고 과일식을 시작한 20대 초반의 내담자 H는 자다 깨는 수면장애와 섭식장애를 동시에 얻었다. H는 매일 같은 시간에 일어나 견과류를 15봉지씩 먹고 다시 잠이 들기를 반복했다. 먹고 싶지 않았지만 섭식장애로 이미 조절이 불가능한 상태였고, 이미 수면까지 지장을 줄 정도로 컨디션이 나빠진 H의 개선은 오래 걸릴 수밖에 없었다.

| 규칙 1 | 과일은 공복에만 섭취 가능

과일은 소화가 빠르기 때문에 다른 음식과 같이 섭취하면 안된다. 일반적으로 가공식품 없는 건강한 일반식으로 식사를 했을 경우 음식이 소화되는 데 최소 8~10시간이 소요되지만, 과일은 30분 내외밖에 걸리지 않는다. 좀 더 정확히 말하자면 과일의 과육은 위에서, 과일의 단당류는 위를 지나 소장에서 소화흡수되는데 공복이 아닌 상태에서 과일을 먹게 되면 과일의 단당류는 위에 있는 다른 음식물 때문에 소장까지 가지 못하고 위 안의 다른 음식물과 섞여 부패하게 된다.

소화흡수가 제대로 되지 않고 부패하면 장내 불필요한 가스가 생성되고 가스는 복부를 부풀게 한다. 우리는 그 상태를 복부팽만감, 더부룩함이라고 부른다. 그러니 원활한 소화와 순환을 위해 과일은 점심 식사 전 공복에만 섭취해야 한다.

| 규칙 2 | 1차 과일 섭취는 기상 후 30~60분 이내에

우리가 자는 동안 몸의 소화기능 및 대사, 순환 모두 절전모드의 상태로 일한다. 기상을 한다 하더라도 몸의 기능들이 바로 ON 모드로 전환되는 게 아니기 때문에 몸도 모드를 전환할 시간이 필요하다. 그러니 1차 과일은 기상 후 꼭 30분가량 지난 후에 섭취하는 게 좋다. 그럼 왜 1시간은 넘으면 안 되는 걸까?

몸은 이미 취침으로 공복이 길어진 상태이다. 우리가 잔다고 몸도 자는 게 아니기 때문에 기상 직후 빠르게 에너지가 들어오길 바란다. 그런데 기상 후 1시간이 넘도록 에너지가 들어오지 않으면, 몸은 에너지가 모자라다고 판단하기 때문에 '비상' 상황이 된다. 이렇게 불안해진 몸은 만약의 사태를 대비해 에너지 연소를 줄이게 된다. 그에 대한 보상심리로 일과 중 가짜식욕이 생기기 쉬우니 1차 과일은 아주 소량이라도 시간 맞춰서 섭취하는 것이 중요하다.

기상시간이 늦어 오전 활동량이 적거나 교대근무로 인해 생활 패턴이 불규칙한 사람들도 '시간'이 아니라 각자의 '기상' 시간에 맞춰서 진행하면 된다.

| 규칙 3 | 점심 먹기 1시간 전까지 최소 2회 이상 섭취

과일은 소화시간이 30분 내외밖에 걸리지 않기 때문에 오전에 활동을 하면서 1회만 섭취하게 되면 활동에너지에 비해 섭취에너지가 턱없이 부족해진다. 오전에 에너지가 부족한 몸은 일과 중 에너지 연소를 본격적으로 해야 할 섭취주기에 연소를 낮추

게 되고 그에 따른 보상심리 즉, 가짜식욕으로 이어지기 쉽다.

그러니 아침 과일은 점심 식사 1시간 전까지 최소 횟수를 2회로 설정하고 충분히 섭취해주는 것이 좋다. 그리고 과일은 여러 가지의 과일이 섞여 소화가 어려워지지 않게 한 번에 한 종류씩 섭취하고 과일과 과일 간의 시간 간격은 60분 이상(최소 30분 이상) 두는 것이 좋다.

| 규칙 4 | 과일은 '생수'하고만 섭취 가능

아침 과일은 물과 함께 섭취하는 것이 좋다.

우리가 자는 동안 소화기능이 약해져 있기 때문에 물이 함께 들어가야 과일의 소화흡수를 돕는다. 수분이 하나도 없으면 믹서기가 잘 갈지 못하는 것처럼 소화하기 편한 과일이라도 기상 직후에는 소화기능이 약하기 때문에 물과 함께 섭취되어야 조금 더 편하게 소화할 수 있다.

그리고 순환이 잘되지 않거나 몸이 냉한 경우 혹은 컨디션이 좋지 않을 때 수박, 배, 메론, 오렌지 등과 같이 수분이 많거나 냉장고에서 바로 꺼낸 냉기 있는 과일을 먹으면 일시적으로 설사 반응이나 몸이 냉해지는 등 부정적인 반응이 나타날 수 있다. 날씨가 갑자기 추워지거나 비나 눈이 오는 날 혹은 날씨가 급변하는 환절기에도 일시적으로 냉중, 설사 등의 반응이 더 심하게 나타날 수 있다.

이렇게 컨디션이나 외부 요인으로 일시적으로 나타나는 부정적인 반응들은 말 그대로 일시적으로 나타나는 반응이기 때문에 그럴 때는 '수분 많은 과일 + 따뜻한 물' 조합으로 섭취하거나, 과일을 미리 냉장고에서 꺼내두고 냉기가 가신 다음 섭취하면 된다.

제대로 하는 아침 과일식 네 가지 원칙

규칙 1 │ 과일은 점심 식사 전 '공복'에만 섭취 가능
규칙 2 │ 1차 과일 섭취는 기상 후 30분 이후 ~ 60분 이내
규칙 3 │ 점심 먹기 1시간 전까지 최소 2회 이상 섭취 (1회에 1종류씩)
규칙 4 │ 과일은 '생수'하고만 섭취할 것

나에게 맞는 과일은
찾아나가야 한다

아침에 먹는 사과가 '금'이라고 하지만 소화력이 약하다면, 사과의 풍부한 섬유질이 아침에 소화하기 버거울 수 있다. 실제로 초반에 '불호'가 가장 많은 과일이 사과이고, 소화력이 약한 내담자들은 사과 섭취 후 더부룩함, 복부팽만, 설사 등의 부정적인 반응을 겪었다.

토마토의 질긴 껍질도 소화가 버겁다. 믹서기에 넣고 갈아도 토마토 껍질은 완전히 갈리지 않고 남는다. 믹서기로도 갈리지 않는 껍질은 약한 위장이 오전부터 소화하기 버거울 수 있다.

혹시라도 당신이 소화력이 약하다면, 아침 과일식을 시작하고 초반 한 달은 사과, 토마토, 껍질째 먹는 과일들(베리류, 청포도, 무화과 등)은 배제하는 것이 좋다. 엄마들이 이유식 하는 아이에게 혹시 소화가 안 될까, 잘못될까 싶어서 일일이 포도 껍질을 다 까고 알맹이만 먹이는 것처럼 우리도 개개인의 컨디션에 맞게 스스로를 돌봐주어야 한다.

상담을 진행할 때도, 나와 맞는 과일을 스스로 찾으라고 이야기한다. 사람마다 컨디션이 다르고, 맞는 과일과 안 맞는 과일도 다르기 때문에 스스로 소화 반응에 집중해서 찾아나가야 한다.

처음에 시작할 때는 어떤 과일이 잘 맞고 안 맞는지 파악하기 어렵다. 어떤 반응이 부정적이고 어떤 반응이 긍정적인 건지도 모

아침 과일식의 부정적인 반응

+ 입 주변이 가렵거나 잇몸이 부풀어 오름(면역이 약한 경우)
+ 냉증 반응 및 설사 반응
+ 더부룩함, 복부팽만감
+ 소량의 과일에도 느껴지는 헛배부름
+ 쓴 물 혹은 속 쓰림
+ 다른 과일에 비해 급격하게 느껴지는 공복감(속 쓰린 공복감이나 허기짐 등)

르겠고, 반응 자체를 느끼지 못하고 넘어가는 경우도 많다.

초반에는 전날 식단, 그날의 소화력이나 컨디션, 생리주기 등에 따라 같은 과일이라도 반응이 매일매일 달라지는데, 1~2회 부정적인 반응이 있었다고 바로 그 과일을 배제하지 말고 여러 번 섭취하면서 소화 반응을 체크해볼 것을 권유한다.

컨디션이 개선되면 과일 반응이 계속 바뀌기 때문에, 반응을 못 느끼던 사람도 소화력이 개선되면서 소화 반응 인지가 빨라져서 속이 더부룩하거나 불편한 느낌, 복부팽만감 등을 느끼게 되기도 하고 처음에 유독 많이 먹히던 과일이 갑자기 안 먹히기도 하고, 반대로 먹기 힘들었던 과일이 가장 편하게 느껴지기도 한다.

그러니 컨디션이 일정하게 잡힐 때까지는 여러 가지 과일을 섭취해볼 것을 추천한다.

....

호불호가 적은 과일 Best

+ 과육이 말랑한 과일 : 바나나, 딸기, 키위, 망고, 말랑한 복숭아 등
+ 수분이 많은 과일 : 수박, 배, 메론, 오렌지, 파인애플 등

....

무엇이든 **물어보세요!** × 아침 과일식

Q 과일은 한 번에 얼마나 먹어야 하나요?

A 사람마다, 그날마다 달라요.

사람마다 매일 컨디션도 다르고 소화력도 다른데 모두 획일화해서 아침에 사과 1개 혹은 바나나 2개, 이렇게 정해놓고 하는 식단이 오히려 더 부정확한 식단이에요. 누구는 바나나 1개만 먹어도 든든한데 누구는 5개씩 먹어야 든든하다면 5개를 먹어야 하는 사람은 잘못된 걸까요?

한 번 섭취하는 과일 양은 포만감 80%까지가 적당해요. 본인의 컨디션과 소화력, 전날의 식단에 따라 양을 정해놓지 않고 그날그날 컨디션에 맞게 섭취하면 됩니다.

오늘은 5개 먹어서 든든했던 사람이 다음 날은 1개만 먹어도 든든하다고 느낄 수 있으니 획일화해서 진행하지 말아야 해요.

Q 파인애플이나 귤처럼 '산'성이 있는 과일들을 공복에 섭취해도 괜찮을까요?

A 네, 괜찮아요!

과일의 '산'은 소화과정에서 알칼리성으로 변하기 때문에 실제 산성이 아니라 알칼리성으로 봐요. 몸을 산성화시키거나 소화에 지장을 주지 않기 때문에 소화 반응이 나쁘지 않다면 편하게 섭취해도 문제되지 않아요.

Q 다낭성난소증후군 혹은 당뇨환자들처럼
'당'에 민감한 사람들이 진행해도 될까요?

A 네, 문제 없어요!
실제 중국에서 2004~2008년 사이 30~79세 사이의 성인남녀 50만
명을 대상으로 한 연구에서 매일 과일을 먹는 사람들은 그러지 않은 사람들
보다 2형 당뇨에 걸릴 가능성이 12% 낮다는 연구 결과가 나왔어요.

과일은 정제된 설탕과 다르기 때문에 혈당에 악영향을 주지 않아요. 오히려
이 연구 결과에서는 매일 신선한 과일을 먹는 것은 당뇨병의 위험을 증가시
키지 않는다는 결과가 나왔어요.

물론 그렇다고 과일의 섭취가 무조건적으로 당뇨를 예방하거나 개선한다고
하기에는 무리가 있지만, 많은 사람들이 과일의 효과를 잘못 이해하고 있어
요. 특히 한국은 식후 과일 문화이기 때문에 유독 과일이 가진 '당'에 대해 민
감하게 생각하는 경우가 많은데, 식후 과일은 소화뿐만 아니라 혈당에도 지
장을 주지만 공복에 먹는 과일은 혈당에 지장을 주지 않지요. 실제 초기 당
뇨환자부터 주 3회씩 투석을 하는 중증 당뇨환자까지 1, 2형 당뇨 환자를 코
칭한 결과 오히려 과일식과 일반식 가이드를 시행한 후 당뇨 초기인 경우 정
상수치를 찾아 당뇨약의 복용을 중단했고, 투석하는 당뇨환자도 인슐린 주
사를 맞지 않는 날이 있을 정도로 혈당이 안정화되었어요.

물론 공복에도 과일을 섭취한 후 혈당이 일시적으로 오르긴 하나 일반식에
비해 크게 차이가 없이 안정적인 수치였고 그것만으로 '당뇨에 과일이 위험
하다'라고 단정 짓긴 어려워요. 또한 과일은 섬유질과 함께 이루어져 있기
때문에 음료처럼, 한 번에 혈당이 급격하게 오르지 않지요.

당뇨의 예방이나 개선은 단순히 과일 섭취 여부의 문제보다는 식습관이 더
크게 영향을 주기 때문에 반드시 올바른 식습관이 병행되어야 해요.

Q 공복 바나나가 몸에 해롭다는데
바나나 섭취 괜찮을까요?

A 공복 바나나는 건강에 악영향을 주지 않아요.
공복에 바나나를 섭취할 경우 흡수율이 높아져, 마그네슘 과다로 심혈관에 지장을 줄 수 있어 공복 바나나가 해롭다는 주장이 있지만 오전에는 취침으로 인한 긴 공복으로 바나나뿐 아니라 어떤 걸 섭취해도 흡수율이 높아요. 그리고 공복 바나나로 인해 마그네슘이 '과다'가 될 경우 위험하다는 주장인데 마그네슘 과다로 심혈관에 문제가 생기려면 신장 기능에 문제가 있는 사람 기준으로 한 번에 마그네슘을 최소 350mg 이상 섭취해야 해요. 그런데 바나나로 마그네슘을 그렇게 섭취하려면 한 번에 바나나를 1.5kg 이상은 먹어야 하지요. 투석하는 당뇨 환자가 아침 공복에 과일로 바나나 1.5kg 이상을 먹는 게 아니라면 공복 바나나는 건강에 무해해요.

Q 아침 과일로 곶감을 먹어도 될까요?

A 곶감과 같은 말린 과일은 적합하지 않아요!
소화하기 편한 과일로 잠들어 있던 위장을 쉽게 풀어주고, 소화 에너지를 최소화해서 배출에 온전히 집중하기 위한 것이 아침 과일식의 목적이에요. 곶감 등의 말린 과일은 과일이 가진 수분은 줄어들고 섬유질이 질겨져서 오히려 소화가 어려워요.

점심과 저녁은 대사 살리는
일반식으로 먹어요

앞서 설명했던 섭취주기(점심 12시~오후 8시)에 해당하는 점심과 저녁은 일반식으로 섭취하는 것이 좋다. 이 시간대는 몸에서 본격적으로 연소를 시작하는 시간대이기 때문에 잘 섭취하는 것이 무엇보다 중요하다. '건강한 식사대용'이라는 이름이 붙은 여러 가지 간편식들이 많지만 이런 식품들로 식사를 대체할 수는 없다.

우리 몸이 가장 많이 연소하는 시기, 우리 몸이 필요로 하는 건 셰이크 같은 대체식품이 아니라 자연이 가진 영양분이 가득 들어 있는 '진짜' 음식이기 때문이다. 대체식품들도 건강한 재료로 만들어진 식품들이라고는 하나 '가공' 처리해서 만들어진 식품들이 온전히 건강하다고 보기엔 무리가 있다. 대체식품들이 식사를 완벽하게 대신할 수 있다면, 혈당 관리가 정말 중요한 당뇨환자나 음식 섭취가 힘든 중증질환자에게 왜 아직도 셰이크로 대체하는 식사가 일반화되지 않았을까?

연구실에서 쌀과 같은 탄수화물 성분의 셰이크는 만들어낼 수 있지만 쌀 그 자체를 만들 수는 없다. 섬유질이 들어간 음료는 만들 수 있지만 채소가 가진 그 영양분 모두를 흉내 낼 수는 없다.

몸에서 가장 많이 활동하고 연소하는 섭취주기에, 우리는 식사대용 식품이 아닌 건강한 일반식으로 몸이 잘 연소할 수 있는 충분한 연료를 제공해주어야 한다.

단탄섬 일반식,
1·1·2 식단으로 챙겨주세요

그렇다면 어떤 구성으로 식사를 해야 할까? 다이어트를 한 번이라도 해봤다면 '탄단지'를 들어봤을 것이다. 필수 영양소인 '탄수화물, 단백질, 지방'을 줄여서 부르는 말로, 트레이너들이나 다이어트 업체들에서 다이어트 코칭을 할 때 많이 강조한다.

나는 탄단지가 아니라 '단탄섬 식단'으로 점심 저녁을 먹으라고 코칭한다. 단탄섬 섭취에서 여러 가지 고려해야 할 사항이 있지만, 가장 먼저 가짓수를 제한해야 한다.

소화는 생각보다 우리 몸에 아주 중요한 작용을 한다. 개개인의 컨디션을 고려하지 않아도 남녀노소 심지어 중증질환자에게도 무리 없는 일반식 식단의 비밀은 가짓수 제한이다.

상담을 하다 보면 단순 다이어트 외에도 여러 케이스의 내담자를 만나게 되는데 그중에는 중증질환이나 희귀난치질환을 가진 내담자들도 많이 있다. 가족들의 권유를 못 이겨 억지로 나를 찾아온 내담자 I가 그랬다. I는 60대 후반 남성으로 위암 수술로 위의 30%만 남은 상태였는데, 통증과 기력 약화로 항암을 중단한 상태였다.

I의 아내는 암환자에게 좋다는 항암식단을 총망라해서 식사를 준비했지만 I는 식사가 여간 괴로운 일이 아니라고 했다. I의 식단은 흔히 좋다고 알려진 음식들의 조합이었지만 너무 여러 가지 종류의 음식이 한꺼번에 섭취되고 있었다.

우리 몸은 과식보다 한 번에 여러 가지 종류의 음식이 들어오는 것이 소화가 더 어렵다. 몸은 음식이 들어오면 믹서기처럼 갈아서 소화하는 것이 아니라, 소화하기 위한 준비 작업을 먼저 한다. 바로 음식이 가진 단백질, 탄수화물, 지방 등 영양성분별로 소화 요건을 맞추는 일이다.

그렇게 영양성분별로 소화 요건을 맞춘 몸은 그에 따라 소화액과 소화효소를 분비하고 소화활동을 시작한다. 같은 단백질이라도 육류마다 해산물마다 구성성분이 다르기 때문에 한 번에 여러 가지 소화요건을 맞추는 것은 불가능하다. 아무리 소량의 건강한 식단이라도 '완전 소화'는 불가능하다. 가짓수가 늘어나면 소화요건을 맞추기는 더 어려워지고, 소화는 더뎌질 수밖에 없다.

그 과정에서 우리 몸은 소화를 위해 엄청난 에너지를 소모하지만 여러 음식의 소화요건을 맞추지 못하니 소화시키지 못한 음식들은 위장에서 부패한다. 부패하며 나오는 가스와 노폐물들은 당연히 장 건강에도 악영향을 주게 된다.

무턱대고 양을 줄이는 것보다 몸에서 필요로 하는 양을 먹되, 가짓수를 제한하는 것이 소화하기에는 훨씬 편하다.

실제 I의 코칭은 항암에 좋다는 여러 종류의 슈퍼푸드를 배제하는 것부터 시작했다. 처음에 죽으로 시작한 식사가 2주 만에 온전히 구성을 맞춘 일반식으로 바뀌었고, 그 결과 식단 한 달 만에 중단했던 항암을 다시 시작할 정도로 컨디션을 회복할 수 있었다.

일반식 식단의 포인트는 몸이 원하는 구성과 소화를 돕는 가짓수의 제한, 그리고 모자라지 않는 정량이다. 앞으로 우리의 식단은 점심, 저녁 모두 일반식으로 챙기되 단백질 한 가지, 탄수화물 한 가지, 섬유질 두 가지로 고정해서 진행한다.

단백질, 무조건 많이 먹는다고
좋은 게 아니다

결혼 후 몸이 급속도로 안 좋아지고 나서 나는 살기 위해 많은 트레이너들을 찾아다녔다. 이유 없이 불어나는 몸무게와 원인을 알 수 없는 질병들로부터 벗어나고 싶었기 때문에 필사적이었다.

첫 번째 트레이너는 내가 과체중이고 근육량도 적기 때문에 운동과 식단이 병행되면 일정 몸무게까지는 쉽게 감량할 수 있을 거라 호언장담했다. 그러기 위해선 단백질을 몸무게에 비례하는 만큼 먹어야 한다고 했다. (예: 몸무게 60kg=단백질 60g)

당시 나는 체중이 70kg이 넘어서 단백질 70g을 섭취하려면 하루에 닭가슴살 400g 정도를 섭취해야 했다.(닭가슴살 100g당 단백질 함량은 20g 내외) 트레이너의 코칭대로 아침, 점심, 저녁 120g씩 나누어 닭가슴살을 섭취했다.

건강해질 거라는 기대에 부풀었지만 오래 가지 못했다. 일정 시간이 지나니 가스와 트림이 잦아졌고 트림을 하면 먹은 음식이 같이 올라오는 것 같은 느낌이 들 정도로 소화가 어려웠다. 몸이 적응하는 과정이라기에 버텼는데 주 3회 근력, 주 2회 유산소 운동을 했지만 한 달 동안 체중은 5kg 정도만 감량되었고 그중 3kg 이상이 근육에서 손실이 났다. 그렇게 두 달 정도를 더 지속했지만 추가 체중 감량은 미비한 수준이었다. 체중을 측정할 때마다 체중이 줄지 않거나 근육이 늘지 않는 나를 탓하는 듯한 트레이너의 반응에 주눅이 들었고 결국 트레이너를 바꾸었다.

두 번째 트레이너는 체중 감량에 비해 과한 근손실에 초점을 맞추었다. 근력운동에 비해 단백질 섭취가 적었기 때문이라며 나에게 매일 '체중×1.5배'가량의 단백질 섭취를 권유했다. 트레이너의 요구에 따라 단백질 섭취량을 늘렸다. 운동 후에는 꼭 단백질 간식을 먹었고 매 끼니 달걀흰자, 지방 없는 소고기, 닭가슴살에 가끔 트레이너의 허락 하에 흰살생선 혹은 지방질 적은 돼지고기 등을 먹으며 식단을 타이트하게 관리했지만, 오히려 몸은 더 피로해졌다.

기절하듯 잠드는 날이 많았고, 아침에는 얼굴이 퉁퉁 부었다. 이후에도 다른 트레이너를 만나 여러 고단백 식단들을 시도했지만 크게 효과를 볼 수 없었다.

내가 고강도 운동과 고단백 식단에도 큰 효과를 보지 못했던 이유는 간단하다. 당시 나의 소화력으로는 고단백 식단을 소화하기 힘들었기 때문이다.

단백질은 건강한 영양성분인 것은 맞다. 하지만 많은 영양성분 때문에 소화요건을 맞추기가 까다롭고 탄수화물이나 섬유질에 비해 단단하게 결합해 있기 때문에 소화과정 또한 복잡하다. 우리가 섭취하는 음식들은 대부분 입에서부터 식도를 지나 소화과정을 거치게 된다. 우리가 밥을 씹으면 밥은 '침'에 의해 입에서부터 분해되기 시작하는데 단백질은 침으로 분해되지 않는다. 물론 이로 씹어서 소화가 편하게 잘게 잘라주기는 하지만 단백질의 분해는 입이 아니라 '위'에서 시작된다.

우리의 입속, 장기 중 어디 하나 단백질이 아닌 것이 없다. 장이 아닌 다른 곳에서 단단하게 결합한 단백질을 빠르게 소화하기 위해 산을 강하게 생성하면, 단백질로 이루어진 우리 몸 또한 버티지 못할 것이다. 그래서 단백질의 소화는 위, 십이지장, 소장을 거치며 아주 천천히 소화되기 때문에 위장 활동성이 저하되어 있다면 단백질의 섭취가 어려울 수밖에 없다.

고단백의 식사를 하고 다음과 같은 증상을 느낀다면 획일화된 고단백의 식사를 하기보다 개개인의 소화력에 따라 조리방법, 양, 종류 등을 조절하는 것이 좋다.

고단백 식사의 부정적인 반응

+ 식사 4시간 내에 가짜식욕이 발생한다.
+ 가스나 트림이 잦다.
+ 식사 중 또는 식사 후에 갑자기 갈증이 느껴진다.
+ 복부팽만감이 심하다.
+ 소화가 잘되지 않아 더부룩하다.

동물성 단백질과 식물성 단백질, 뭐가 좋나요?

상담을 하면서 만난 내담자들 대부분은 단백질에 아래와 같은 선입견을 가지고 있었다.

'동물성 단백질은 맛있지만 살찌기 쉽고 건강하지 않은 단백질.'
'식물성 단백질은 맛은 좀 덜하지만 살찌지 않고 건강한 단백질.'

하지만 실제 무엇이 더 건강하다고 특정하긴 어렵다. 지금까지 진행한 수많은 연구들 중 인간이 섭취했을 때 무조건 이로운 영양성분 혹은 무조건 해로운 영양성분에 대해 입증한 건 없다. 즉 모두에게 최악이거나 최선이 되는 특정 영양성분이나 음식은 없다는 뜻이다.

동물성 단백질이 무조건 나쁜 것도, 식물성 단백질이 무조건 좋은 것도 아니다. 단백질은 단순 영양성분이 아니라 우리 몸을 구성하는 아주 중요한 물질로 근육, 혈액, 뼈, 세포 등 단백질이 포함되지 않는 곳이 없다. 물론 동물성 단백질이 과도하게 섭취되어 문제가 되기도 한다. 다이어트를 하면 흔히들 '고단백 저탄수' 식단을 생각하지만 '고단백'의 함정에 빠지지 않도록 주의해야 한다.

동물성 단백질

동물성 단백질을 배제해야 한다 아니다 여러 말이 많지만, 동물성 단백질에는 식물성 단백질에는 없는 포화지방산과 필수아미노산이 있기 때문에 완전히 배제되어서는 안 된다.

모든 식물과 동물은 아미노산을 필요로 한다. 식물은 햇빛과 물을 통해 아미노산을 생성할 수 있지만 인간과 대부분의 동물들은 일부 아미노산만을 생성할 수 있다. 그래서 우리는 음식으로 필수 아미노산들을 섭취해야 한다. 식물성 단백질은 동물성

보다 여러 종류의 아미노산을 가졌지만 필수 아미노산은 부족하기 때문에 단백질을 특정해서 먹는 것보다 여러 종류를 섭취하는 것이 영양적인 측면으로는 더 이롭다. 단, 동물성 단백질은 영양 성분이 많은 만큼 식물성 단백질보다 소화요건이 까다로워 과하게 섭취하면 소화가 어렵고 노화를 비롯한 각종 성인병에 노출될 우려가 있다. 그렇기 때문에 몸에서 소화흡수 가능한 만큼 적정량을 섭취해야 한다.

실제로 소화력이 약한 경우에는 동물성 단백질 섭취 시 조리 방법이나 종류에 따라 소화 반응이 달라질 만큼 소화가 어려운 것이 단백질이다.

예를 들면 같은 달걀이라도 조리 시 수분, 기름이 들어가는 달걀찜이나 달걀국, 스크램블, 달걀 프라이는 소화력이 저하되어

	종류	한 끼 기준 정량
육류	닭, 소, 돼지, 오리, 양 등 (고기 종류, 부위 무관)	100~120g(익힌 무게 기준) 또는 오렌지 사이즈
어패류	고등어, 삼치, 굴비, 꽁치, 갈치, 연어, 동태, 새우, 오징어, 주꾸미, 낙지, 꼬막, 바지락, 홍합 등	작은 고등어 1/2~1마리 또는 오렌지 사이즈
알류	달걀, 메추리알	달걀 2알 또는 메추리알 약 15알

있어도 편하게 섭취할 수 있다. 반면에 수분이 적은 삶은 달걀이나 훈제란은 1알만 먹어도 더부룩함, 명치 막힌 느낌, 트림하면 나오는 역한 냄새(소화가 버거운 반응)를 느낄 수 있다.

육류 섭취 시에도 지방이 전혀 없는 닭가슴살, 장조림 같은 육류보다는 약간 지방이 있는 부위가 좋고, 조리 시에도 수분과 기름을 이용하여 부드럽게 조리해서 섭취하는 게 좋다.

식물성 단백질

식물성 단백질은 지방이 없어 소화가 편하지만, 필수 아미노산이 부족하고 흡수가 동물성보다 덜 되기 때문에 포만감이 적어 컨디션에 따라서는 식물성 단백질로 섭취한 후 오히려 가짜 식욕이 생겨 식후 간식 혹은 폭식으로 이어지는 경우가 많다.

실제 30대 후반의 주부 J의 이야기이다. J는 얼굴로 번지는 원인 모를 두드러기로 오랜 시간 고생했는데, 상담을 신청한 이유는 두드러기 때문이 아니라 폭식증 때문이었다. J는 얼굴에서 시작해서 목을 타고 몸으로 퍼지는 두드러기를 치료하기 위해 대학병원부터 유명한 한의원, 기 치료까지 안 해본 방법이 없었다.

그럼에도 증상이 호전되지 않아 고민하던 J는 우연히 동물성 단백질의 안 좋은 점을 부각한 내용의 영상을 보게 되었고 그걸 계기로 식물성 단백질만을 섭취하는 채식을 진행했다. 식단을 바꾼 뒤 두드러기는 일시적으로 호전되었다. 그러나 식단을 바꾸고 6개월이 될 무렵부터는 다시 두드러기가 불규칙적으로 퍼지기 시작했는데, 이전과 달라진 점은 탄수화물 집착이었다.

식물성 단백질을 섭취하는 채식 식단으로 바꾼 J는 어느 순간부터 '빵' 같은 가공 탄수화물에 대한 욕구가 스스로 조절하지 못할 정도로 강해졌다. 틈이 나면 유명한 비건 빵집을 찾아다녔고, 상담받던 날도 사무실 근처의 유명 빵집에 먼저 다녀왔다.

J는 이걸 빵지순례라고 말하며 웃었지만 J의 탄수화물 집착은 결코 웃어넘길 수준이 아니었다. 새벽 출근하는 남편을 따라 새벽 기상을 하고, 종일 독박육아와 살림을 해야 하는 J에게 식물성 단백질이 주는 열량과 포만감은 부족할 수밖에 없었고 이에 대한 보상심리가 빵 집착으로 표출된 것이다. 그러니 식단을 할 때, 단순히 무엇을 먹고 안 먹고의 문제보다 '얼마나 먹고, 어떻게 먹는지', 그게 현재 나의 상황이나 컨디션에 부합하는지가 더 중요한 요인이 된다.

포만감이 적은 식물성 단백질은 동물성 단백질처럼 양을 제한하지 않고 조금 더 넉넉하게 섭취하는 것이 좋다. 혹시라도 섭식 장애가 있거나 가짜식욕이 강하다면 가짜식욕이 잡힐 때까지는 식단에서 식물성은 아예 배제하고 단백질의 섭취량은 조금 줄이

더라도 점심, 저녁을 동물성으로 섭취하는 것이 식욕 조절하기에 더 수월하다.

게다가 대표적인 식물성 단백질인 두부, 콩류는 위에서 잘 흡수되지 않고 장내에 오래 머물면서 발효가 되기 쉬운 고발효성 식품이다. 소화력이 약하면 배에 가스가 차는 부작용이 생길 수 있으니 식단 초기에는 추천하지 않는다.(자세한 설명은 200쪽 참고)

	식물성 단백질 종류	한 끼 기준 정량
콩류	콩, 두부, 낫또 등	80%의 포만감
버섯류	팽이버섯, 느타리버섯, 새송이버섯 등	

동물성 단백질은
안 먹고 싶어요!

       동물성 단백질의 섭취가 필요하다고 말하면 누군가는 축산업과 환경, 윤리적인 문제를 이야기할 수도 있다. 나 역시 비위생적인 환경에서 엄청난 양의 항생제와 빠른 성장을 위해 다량의 성장호르몬을 맞는 한국의 공장식 축산 방식에 문제가 많다고 생각한다.

    그런데 육류만 문제일까? 오염된 토양에서 재배된 채소나 수은과 미세 플라스틱이 넘쳐나는 바다에서 살던 물고기, 농약 범벅의 과일 등 온전히 건강한 것이 있을까? 매 끼니 목초를 먹이며 자연 방목한 육류만을 섭취하고 유기농 채소와 과일만을 먹을 수 있다면 당연히 그렇게 하는 것이 좋다.

하지만 현실적으로 회식, 약속, 모임과 같은 모든 자리에서 자연 방목한 육류와 유기농 채소를 고집하면서 식단을 지속하기는 쉽지 않다. 이론은 현실을 반영하지 않는다. 사회생활이나 인간관계 같은 현실적인 문제들을 간과할 수 없다.

만나는 모든 사람들에게 축산업의 실태를 알리며 설득할 수도, 매 끼니 나를 배려해달라고 할 수도 없다. 아무리 좋은 이론이라도 내 일상에 방해가 되거나 나를 압박한다면 좋은 식단이 될 수 없다. 일상에 지장을 받지 않는 선에서 일부는 타협해야 한다. 우리는 온전히 식단만을 위해 하루를 보낼 수 없기 때문이다.

생선에 들어 있는 수은이나 납 성분이 걱정된다면, 다량의 수은을 함유한 몸집이 크면서 먹이사슬의 상위에 있는 참치, 다랑어 등의 생선보다는 비교적 수은 함량이 적고 먹이사슬의 하위에 있는 고등어, 연어 등을 선택하는 식으로 조절하면 된다.

무조건 완벽할 필요도, 완벽할 이유도 없다. 최고의 식단은 나의 일상을 방해하지 않고 나를 압박하지 않으며 지속적으로 유지 가능한 식단이다.

탄수화물은
죄가 없다

       탄수화물을 극도로 제한한 절식 식단과 고강도의 운동을 병행하면 빠른 감량이 되겠지만, 이후 조금만 탄수화물을 섭취해도 몸에서 저장하려는 성질이 강해져 바로 체중이 는다. 다이어트에 성공한다 하더라도 주말, 연휴, 휴가를 보낼 때마다 야금야금 체중이 늘어 금세 원상복구가 된다. 다시 다이어트를 시도하면 이전보다 더 적게 먹고 더 많이 운동해야 감량에 성공할 수 있다.

  사람들은 '탄수화물 때문에 다시 살쪘어'라고 말하지만 탄수화물은 죄가 없다. 잘못된 다이어트 방식이 살이 잘 찌는 몸으로 만든 것이다. 탄수화물은 우리 몸이 가장 필요로 하고 좋아하는 에너지원이다. 특히 '뇌'는 포도당만을 에너지원으로 사용한다. 저탄수 다이어트 중 머리가 멍해지는 느낌이 들었다면 포도당이 부족해서이다.

성인 평균 한 끼에 필요한 최소 탄수화물의 양은 백미 기준 70g 내외이다. 이건 말 그대로 내가 종일 아무것도 하지 않고 숨만 쉬고 있어도 생존을 위해 몸에서 필요로 하는 '최소' 탄수화물 섭취량이지 권장량이 아니다. 탄수화물은 개개인의 활동량, 소화 컨디션, 가짜식욕 여부 등에 따라 양을 조절해야 한다. 만약 절식으로 탄수화물을 필요량 이하로 섭취하게 되면 우리 몸은 지방을 연소하기 시작한다. 이 반응을 활용한 것이 저탄수 다이어트인데, 탄수 제한 다이어트에서 가장 걱정스러운 것은 '지속적으로 유지가 가능한가'이다.

저탄수 다이어트의 창시자라 불리는 앳킨스의 식단으로 캘리포니아 스탠퍼드 대학교의 연구팀에서 연구한 결과 저탄수 다이어트를 6개월가량 한 경우 평균 10kg의 드라마틱한 감량 효과를 얻었지만, 6개월 이후 참가자들의 체중이 점차 다시 증가했다.

이유는 '유지'하지 못했기 때문이다. 탄수화물을 최소 필요량 이하로 제한해서 지방을 바로 연소하기 때문에 당연히 눈에 보이는 효과는 클 것이다. 그러나 이 식단을 모든 식사 자리마다 유지하고 적용할 수 있을까?

"밥 먹었어?"
"밥 한 끼 먹자."
"밥 챙겨 먹고 다녀."

'밥'으로 인사를 건네는 한국에서 스트레스 받지 않고 일상에 적용하기 쉽지 않다. 몸에서 필요로 하는 최소 탄수량 이하로 섭취를 제한해서 지방을 연소하게 하는 것이 정말 '신진대사'가 원활해져서 나타나는 '건강한 감량인가'에 대한 고민도 필요하다.

탄수화물을 제한하여 염증 반응이 개선된 사람도 있지만, 극도로 탄수화물을 제한한 다이어트 후에 호르몬이 제 기능을 못해 생리불순, 갑상선기능저하, 면역계 질환들이 생기는 사례도 많이 상담했다.

탄수화물 제한 식단을 하고 염증 반응이 좋아졌다면, 기존에 가공 탄수화물이나 액상과당의 섭취가 많았던 건 아닌지 생각해 봐야 한다. 그간 무심코 섭취했던 '질' 나쁜 탄수화물이 제한되었기 때문에 염증 반응이 좋아진 것일 수도 있다.

그렇다면 우리는 탄수화물을 얼마나 먹어야 할까?

식사 시 탄수화물은 면, 떡 같은 가공 탄수화물이 아닌 '밥'으로 고정하고 한 끼에 최소 100g을 기준으로 컨디션에 따라 조금씩 가감할 것을 추천한다. 일대일 코칭 시에는 탄수화물의 양을 획일화하지 않고 초반에는 개개인의 소화 반응, 가짜식욕의 정도나 식이장애 여부, 다낭성난소증후군이나 당뇨 여부, 그 외 건강상의 문제가 있는지에 따라 한 끼 최소 70g에서 최대 300g까지 다양하게 진행한다. 몸이 식단에 적응하고 개선 반응이 보이면 점차 양을 조절하여 평균 100~150g가량으로 진행한다.

저탄수화물이냐 고탄수화물이냐 말이 많지만 탄수화물을 극도로 제한하거나 과하게 섭취하는 것보다 가공 탄수화물을 제한하고 혈당이 널뛰지 않게 개개인의 활동량이나 컨디션 등에 따라 탄수화물 양을 일정하게 잡아주는 것이 좋다.

현미는 모두에게
건강한 음식일까?

　　　　　　　많은 사람들은 백미보다 현미나 잡곡, 귀리가
'건강하다'고 하며 체중 감량을 위해서는 백미를 제한해야 한다
고 단정 짓는다. 현미는 모두에게 건강한 음식이라고 단언할 수
있을까?

　이번에도 컨디션 이야기를 먼저 하고 싶다. 백미보다 잡곡이
나 귀리가 포만감도 오래 가고 영양성분이 많다는 것을 알지만,
어떤 엄마도 이유식을 현미로 하지는 않는다. 소화가 잘되지 않
는 것을 알기 때문이다. 아무리 좋은 영양성분을 가진 음식이라

도 소화하지 못하면 노폐물이 될 뿐이다.

당 지수가 중요한 당뇨환자들도 소화력이 저하된 경우라면 병원에서도 백미식단을 권유한다. 현미, 잡곡, 귀리는 혈당을 늦게 올리고 포만감을 오래 유지하는 탄수화물이지만 그만큼 소화가 어렵기 때문에 소화력이 저하된 경우에는 독이 되기도 한다.

설탕이나 가공 탄수화물로 인한 문제들까지 모두 백미 탓처럼 되어버렸지만 당신이 백미를 먹었다는 사실만으로는 당신이 우려하는 고혈압, 당뇨, 다낭성난소증후군, 비만 등이 생기지 않는다. 당신이 겪고 있는 문제들은 백미가 아니라 면, 빵, 떡 같은 가공 탄수화물 혹은 당신이 아무렇지 않게 마신 액상과당에서 원인을 찾아야 한다.

백미의 누명을 풀어주고 싶지만 그렇다고 무조건 백미를 권하지는 않는다. 그저 탄수화물의 선택을 획일화하기보다 개개인의 소화 컨디션에 따라서 결정하라는 이야기를 하고 싶다. 잦은 설사, 가스, 복부팽만감, 가짜식욕, 냉증 혹은 부종, 잦은 체중 변화 등의 문제를 가지고 있다면 소화가 어려운 현미보다는 백미로 시작할 것을 권유한다.

백미에서 현미로 서서히 넘어가는 법

+ 1~4주차 : 백미 100%
+ 5~8주차 : 백미 50% + 현미 50%
+ 9주차 ~ : 현미 100%

※ 주의사항

- 개개인의 컨디션에 따라 섭취 기간이 달라진다.
- 소화력이 좋지 않다면 최소 3개월 이상 백미를 권유한다.
- 단계별로 진행하다가 부종, 팽만감, 더부룩함, 체중 증가 등 부정적인 반응을 느낀다면 이전 단계로 되돌아 간다.

샐러드의 두 얼굴
'섬유질'

　　나를 찾아오는 내담자 중에는 남자 내담자도
꽤 있다. 남자 내담자들이 나를 찾는 이유는 여자들에 비해 비교
적 한정적이다. 부부가 동행한 난임 상담이나 고혈압, 당뇨, 고지
혈증, 지방간 등 성인병의 문제나 암 등의 중증질환자, 일반 다이
어트 식단 진행이 어려운 초고도비만 그리고 아토피, 소아비만
등의 문제를 가진 미취학 아동이다.

　　그런데 40대 초반의 건설업에 종사하는 K가 조금 특이한 케이
스로 나를 찾았다. K가 나를 찾은 이유는 과민성대장증후군, 지

루성두피, 탈모, 심한 발 각질, 아토피, 만성피로 때문이었다. 특별한 점은 대부분의 남자들은 '순환'에 대해 인지하지 못하는 경우가 많은데 K는 장 컨디션이나 순환에 대해 인지하고 있다는 점이었다.

K는 처음에 과민성대장증후군과 피로감이 '술' 때문이라고 생각해서 금주를 하고 체력 증진을 위해 운동을 시작했고 외식 위주의 식단을 바꿨다. 그렇게 점심, 저녁을 모두 '샐러드'를 배달시켜 먹으며 컨디션 개선을 위해 노력했지만 시간이 지날수록 몸은 더 피로해지고 과민성이나 몸의 문제들이 개선되지 않아서 나를 찾았다고 했다.

술을 끊고 건강한 샐러드 식단을 시작한 K는 왜 개선되지 않았을까? '건강식＝샐러드'라는 공식이 당연시되면서, 다이어트를 시작하면 생채소와 샐러드부터 구매하는 경우가 많다. K가 그랬듯이 말이다.

하지만 무조건적인 생채소 섭취는 컨디션에 따라 '독'이 될 수 있다. 식물은 외부 환경으로부터 충격을 받으면 스스로를 보호하기 위해 천연살충물질을 분비하게 되는데 이걸 '자연 독'이라고 부른다. 모든 생채소와 과일의 껍질에는 스스로를 보호하기 위한 아주 미량의 독이 있다. 건강한 사람이라면 과일을 껍질째 씹어 먹고, 생채소를 먹으면 '자연이 가진 독'으로 인해 오히려 면역 강화에 도움이 되는 이론상의 여지는 충분하다. 독감 바이러스를 미리 맞아 면역을 높여 독감을 예방하는 예방접종과 비슷한 개념이라고 보면 된다.

그러나 위장 컨디션이 좋지 못한 사람이 과일을 껍질째, 생채소를 과하게 섭취하는 식단을 하면 '자연이 가진 독'이 장내 유해균의 먹이로 작용하여 장내 유해균을 미친 듯이 번식시키게 된다. 섬유질의 잘못된 섭취가 오히려 위장 건강을 망칠 수 있다.

생채소를 섭취한 후 가스가 차거나 속이 쓰리거나 배가 꾸룩꾸룩 하거나 잔변감이 생기거나 설사를 하는 등 변 상태가 바뀌는 반응들은 식후 바로 느껴지기도 한다. 또한 아토피, 건선 같은 자가 면역계 질환자의 경우 생채소 섭취 후 환부가 다시 재발하는 경우도 많다. 그러니 위장 컨디션이 좋지 못한 경우 무조건 샐러드나 생채소보다는 익힌 섬유질로 시작하는 것이 좋다.

채소를 익혀 먹기를 권유하면 영양소 파괴를 걱정하는 분들도 있다. 익힌 섬유질은 위장 컨디션만을 고려해 권하는 게 아니다. 생채소가 가진 비타민, 미네랄들은 단단한 세포벽에 갇혀 있는데 소화력이 약해 질긴 생 섬유질을 소화하지 못하면 섬유질에 갇힌 많은 비타민과 미네랄을 흡수하지 못한다. 열을 가한 조리로 단단한 세포벽을 허물어주면 오히려 비타민과 미네랄을 더 많이 흡수할 수 있게 된다.

물론 조리 과정에서 비타민과 미네랄이 파괴되는 것은 맞지만, 섭취 시 영양분의 흡수율 자체는 익혀 먹는 것이 훨씬 높다.

단순히 음식이 가진 영양분보다는 그것을 내 몸이 얼마나 흡수할 수 있는지가 더 중요하다. 생 섬유질의 단단한 세포벽은 소화 컨디션이 좋을 때는 몸속의 염분이나 콜레스테롤을 배출하는 역할을 하기도 하고 소화되지 않은 채 장속을 지나가면서 장벽에 붙은 찌꺼기들을 쓸고 나가는 청소부 역할을 하기도 한다.

'무엇이 꼭 정답이다'라고 단정 지을 것이 아니라 개개인의 '현재 소화 컨디션'에 따라 섭취 방법을 조절하는 것이 중요하다.

한눈에 보는 단탄섬

단백질

동물성
육류(닭, 소, 돼지, 오리, 양고기 등)
해산물(새우, 오징어, 쭈꾸미, 낙지 등)
조개류(꼬막, 바지락, 모시조개 등)
어류(고등어, 삼치, 굴비, 꽁치, 갈치 등)
달걀, 메추리알
※통조림 제품 가능
(고등어, 꽁치, 참치, 골뱅이 등)

식물성
두부, 콩, 낫또, 순두, 뷔섬두 등

탄수화물

메인 탄수화물
'밥'으로 고정

건강 탄수화물
고구마, 단호박, 귀리, 율무, 현미, 감자 등

기초 탄수화물
묵, 빵, 떡, 과자 등

섬유질

채소류
양배추, 브로콜리, 배추, 양파, 청경채, 오이, 치커리,
숙주, 시금치, 부추, 양상추, 파프리카, 깻잎, 상추, 케일,
고사리, 우거지, 애호박, 가지, 호박잎, 오이고추,
콩나물, 미나리, 당근, 무, 우엉, 연근, 도라지, 더덕 등

갓류
한끼에 한 가지만!

해조류
다시마, 톳, 미역, 파래, 매생이, 구운 김 (조미김은 No)

Q 식사 시간은 몇 분 정도가 적당한가요?

A 권장 식사 시간은 15분가량이에요.
같은 양을 섭취해도 빨리 먹는 사람의 혈당이 더 많이 오르고, 무엇보다 '포만감'을 인지하는 호르몬 분비까지 식사 시작 후 약 15분 정도 걸리기 때문에, 15분 정도가 가장 이상적인 한 끼 식사 시간이에요.

Q 식단을 하는 동안 금주는 필수인가요?

A 아니오.
평생 지속하는 식단이기 때문에 음주를 제한하지는 않아요. 안주 없이 가볍게 맥주 한 캔, 와인 한 잔 즐기거나 약속이나 모임자리에서 가볍게 반주하는 정도는 식단 중에도 언제든 괜찮아요. 다만, 술은 감미료가 있는 가공 탄수화물이기 때문에 과음 시 가짜식욕이 쉽게 생겨요. 술 먹다가 안주를 폭식하거나 아이스크림 같은 '당' 욕구가 치밀어 오르거나 라면이 갑자기 당기는 탄수화물 욕구 등이 이에 해당해요.
과음은 자제하고 식사와 함께 마시는 자리라면 밥 양을 평소보다 줄이고 밥 외에 다른 탄수화물 가짓수가 늘지 않게 탄수화물을 제한하는 게 중요 포인트예요.

Q 파, 마늘, 고추 등 음식에 소량 들어간 채소들도 가짓수에 포함되나요?

A 아니오. 포함되지 않아요.
데코를 위해 들어가는 파, 쌈에 소량 들어가는 마늘이나 고추, 향이나 냄새 제거를 위해 추가되는 파, 마늘, 고추는 가짓수로 보지 않아요.

Q 외식 시 가짓수를 맞추기 어려울 때는 어떻게 하나요?

A 스트레스를 덜 받는 쪽으로 식사를 구성하세요.
메뉴의 선택권이 없거나 외부 식사라 완벽한 구성을 맞추기 어렵다면,
할 수 있는 선에서 구성을 맞추고 불필요한 자잘한 것들로 가짓수가 추가로
늘지 않게 해요. 어쩔 수 없는 상황이니 스트레스를 과하게 받지 말고, 이후
식사 패턴을 동일하게 유지하는 데 집중합니다.

Q 섬유질을 꼭 먹어야 하나요?

A 네. 섬유질은 건강한 식단 조절을 위해서 꼭 필요한 구성이에요.
섬유질은 소장을 지날 때까지 전혀 소화흡수가 되지 않고, 우리 몸은
섬유질 분해 효소가 없기 때문에 섬유질을 섭취해도 에너지원으로 사용할
수 없지요. 그런데 에너지로 사용할 수 없는 섬유질을 왜 매 끼니 필수 구성
으로 섭취해야 할까요?
섬유질은 소화과정에서 '당'의 흡수를 느리게 해주어 급격하게 혈당이 상승
하는 것을 막아줘요. 또한 매 식단 필수구성으로 들어가는 단백질은 소화하
기 가장 버겁고 소화요건이 까다로워 단백질 소화 시 위산의 분비 또한 많아
요. 이때 몸이 지나치게 산성화되는 걸 중화시켜주는 것이 섬유질이에요.
또한 다량의 섬유질은 포만감 유지를 도와요. 식단에서 섬유질이 배제되면
포만감이 적어 탄수화물과 단백질로 과식하게 되기 쉽기 때문에 건강한 식
단 조절을 위해서는 꼭 필요한 구성이에요.

Q 익힌 섬유질이 없을 때는 어떻게 해야 하나요?

A 잎이 질기지 않은 잎채소라면 괜찮아요.
매번 익힌 섬유질을 싸서 다닐 수 없으니 외부에서는 상황에 맞게 진행
하면 돼요. 상추, 양상추, 깻잎처럼 질기지 않은 잎채소들은 생으로 섭취해도
좋아요.

Q 생채소는 언제부터 먹을 수 있나요?

A 최소 한 달은 생채소를 피하세요.
한 달 정도 진행한 후에 섬유질이 질기지 않은 잎채소 위주로 먼저 시도하고, 소화 반응이 괜찮다면 이후에는 편하게 섭취해도 좋아요.

Q 김치를 섬유질로 보고 먹어도 되나요?

A 가능합니다.
다만 장아찌나 김치처럼 '절임' 섬유질들은 염분이 많아서 한 끼에 한 가지로 제한하는 게 좋아요.

Q 콩밥에 들어간 소량의 '콩'도 가짓수에 들어가나요?

A 단백질 가짓수에 들어갑니다.
소화력이 약하다면 콩은 가스가 차는 부정적인 반응이 나올 수 있기 때문에 식단 초기에 '콩'으로 식물성 단백질을 챙기는 것을 추천하지 않아요. 두부, 콩류는 고발효성 식품이에요. 고발효성 식품은 위장에 잘 흡수되지 않고 장내에 오래 머물면서 발효가 되기 쉬운 식품을 말해요. 발효가 된다고 하니 나쁘다고 생각할 수도 있는데, 고발효성 음식이 소화되면서 분해된 당은 장내 유익균에 좋은 먹이가 되기 때문에 장 컨디션이 좋다면 좋은 음식이에요.
단, 장 컨디션이 좋지 못한 경우에는 장내에 오래 머물면서 가스, 설사, 복부 팽만을 유발하여 오히려 소화반응이 부정적으로 나타날 수 있어요.

Q 김밥의 '김'은 가짓수에 들어가나요?

A 섬유질 가짓수에 들어갑니다.

김 역시 소화력이 약하다면 식단 초반에는 추천하지 않아요. 김으로 섬유질을 일정량 이상 맞추기 어려울 뿐 아니라 섬유질이 많은 김은 위장 활동을 자극하기 때문이에요. 위장 활동성이 약한 사람이 김을 먹으면 가스, 더부룩함, 팽만감, 체기 등의 반응이 나타날 수 있어요.

Q 교대근무를 하는 경우는 식사 시간이 바뀌어도 괜찮나요?

A 괜찮습니다.

개개인의 스케줄, 기상시간에 맞춰서 '아침 과일식 → 점심 → 간식 → 저녁'으로 일정하게 식사 패턴만 잡아주면 돼요.

Q 식단 하면서 영양제를 같이 복용해도 괜찮나요?

A 네. 과다 복용이 아니라면 영양제는 그대로 섭취해도 좋아요.

다만 위장 기능이 아주 약한 경우 영양제를 딱딱한 타블렛 형태로 만드는 고형제와 부형제가 위벽을 자극해 구역감, 속쓰림, 더부룩함 등의 반응이 생길 수도 있어요. 이런 경우라면 캡슐이나 분말로 된 영양제를 섭취하거나 위장 컨디션이 개선될 때까지는 복용을 중단했다가 추후 재복용할 것을 권유합니다.

가짜식욕 잡는
1일 1간식

       상담이나 수업을 할 때 '1일 1간식'을 먹어야 한다고 말하면 진짜 먹어도 되느냐고 확인하는 사람이 있다. 그뿐 아니라 무엇을 얼마나 먹어야 하나, 꼭 먹어야 하나, 왜 먹어야 하나 같은 질문들이 쏟아진다.

   간식을 먹으라고 하는 이유는 간단하다.

   '몸을 불안하게 만들지 않기 위해서!'

   우리 몸이 필요로 하는 만큼, 필요로 하는 주기에 음식이 제대로 섭취되지 않으면 스트레스호르몬인 코르티솔(157쪽 참고)을 분비하게 된다. 코르티솔이 과도하게 분비되면 우리 몸은 '위기 상황'이라고 인지하면서 얼마나 길어질지 모르는 위기에 대응하기 위해 지방을 저장하는 성질로 바뀌게 된다. 전쟁을 앞두고 비상식량을 모아두는 것과 같다. 6시간의 긴 공복은 우리 몸이 '비상'이라고 인지할 만큼의 스트레스 상황이기 때문에 몸이 가장 활발하게 활동하고 실제 에너지 연소 또한 가장 많은 몸의 섭취 주기(점심 12시~오후 8시)에 매일 1회, 한 가지의 간식을 일정하게 먹는 것을 기본 규칙으로 한다. 단, 간식은 1회 제공량 미만으로 정한다.

누군가는 어떻게 간식을 먹으라고 하느냐며 반발하겠지만 '적게 먹고 많이 운동하라'와 같은 다이어트 접근 방식에 문제가 있다는 의견이 나온 지는 오래다. 실제 매사추세츠 대학교의 연구에서 낮 시간 동안 한 번의 간식을 먹었을 때 오히려 비만의 위험이 줄어든다는 사실이 밝혀졌다. 적절한 시간대의 에너지 제공이 오히려 몸의 연소를 돕는다는 뜻이다. 그러니 간식도 식사의 일부라 생각하고 비타민 먹듯 1일 1간식을 챙겨야 한다.

간식을 선택할 때 가장 좋은 1순위는 '그날 먹고 싶은 간식'을 먹는 것이다. 간식을 고민하기 전에 추후에 터질 '보상심리'에 대해 먼저 생각해야 한다. 당장 먹는 빵 한 조각이 가진 무의미한 칼로리를 걱정할 게 아니라 이걸 억누름으로써 추후 생길 보상심리를 더 걱정해야 한다. 지금 먹으면 빵 한 조각으로 끝날 일이 억지로 눌렀다 터져버리면 절대 빵 한 조각으로 멈추지 않고 과자에 아이스크림까지 먹어야 멈춘다는 것을 이 글을 읽는 당신도 나도 이미 너무 잘 알고 있다.

그러니 먹고 싶은 간식이 있다면 너무 압박해서 참지 말고 1회 제공량으로 양을 조절해서 기분 좋게 먹는 것이 좋다. 추후 당신의 가짜식욕이 줄어들고, 스스로 식욕을 조절하게 된다면 그때 가서 가공되지 않은 건강 간식으로 바꿔도 늦지 않다. 몸도 식단에 적응하고 자력으로 조절해나갈 시간이 필요하다.

1일 1간식 주의사항

간식의 섭취시간은 개개인의 스케줄에 맞춰서 '점심 2시간 이후~저녁 2시간 이전' 시간대가 좋다. 이렇게 간식과 식사의 텀을 최소 2시간 이상 지킬 것을 권유하는 이유는 '혈당' 때문이다. 공복상태의 혈당이 0인데 밥을 먹어서 +100이 된 상태에서 식후 2시간 미만으로 추가 음식을 섭취하게 되면 +100, 총 혈당이 200이 되어버리고 일정 시간이 지나면 혈당은 다시 0으로 떨어지려고 하게 된다.

문제는 이렇게 급격하게 오른 혈당은 떨어질 때 역시 가속도가 붙어 급격히 떨어지고, 이때 우리 몸은 급하게 떨어지는 혈당을 조절하기 위해 '당'에 대한 추가 욕구를 채우면서 악순환은 반복된다.

가짜식욕	나의 컨디션	추천 간식
	먹고 싶은 간식이 있다면	해당 간식
있다	단순히 입이 심심하다면	당이 적고 충분히 씹을 수 있는 이유식 과자나 두부 과자, 현미 과자, 고구마말랭이 등
	소화 컨디션이 좋지 못하다면	소화하지 않아도 에너지 흡수 가능한 가벼운 음료 (약간의 당이 들어간 히비스커스 차 등)
	운동 Yes	단백질 간식(달걀, 닭가슴살 등)
없다	운동 No	고구마말랭이, 맛밤, 옥수수, 단호박 등 건강한 탄수화물 또는 견과류, 채소 스틱 등
	먹고 싶지 않을 때	사탕 한 알이라도 일정한 패턴으로 챙길 것

※ 주의사항
+ 간식으로 생과일은 금지한다.(과일은 공복에만 섭취 가능)
+ 점심과 저녁 식사 사이의 간식은 섭취 기준으로 2시간 이상의 간격을 준다.

'GI지수(혈당지수)'에
너무 집착하지 마라

　　　　　　혈당이란 그 식품이 가진 당의 전달 속도이다. 그러므로 GI지수(혈당지수)가 높다는 것은, 음식 섭취 후 그 음식의 당이 혈류 속으로 너무 빨리 전달된다는 것이다. 몸속으로 당이 들어오면 몸은 들어온 양에 따라 사용하게 된다.

1차 　에너지
2차 　비상에너지 형태로 근육에 저장
3차 　지방세포 안으로 저장

흔히 GI지수가 높은 식품은 혈당을 급격하게 상승시키므로 인슐린을 과잉 분비하게 되고, 한계에 도달하면 기존 방식이 아닌 간(지방간), 장기(내장지방) 등에도 저장을 시작한다. 이렇게 인슐린이 과잉 분비되면 당뇨, 비만 등의 문제를 초래한다고 하지만 그렇다고 해서 GI지수가 건강의 척도가 될 수는 없다.

단순히 음식이 가진 GI지수만의 문제가 아니다. 내가 먹는 당의 '질' 그리고 섭취량 또한 간과할 수 없는 부분이다.

현미가 백미보다 GI지수가 낮으니 무조건 더 건강한 음식일까? 도넛은 백미보다 GI지수가 낮으니 도넛으로 식사를 하면 더 건강한 것일까? 도넛보다도 GI지수가 현저히 낮은 라면이나 아이스크림으로 식사를 하는 게 건강할까?

이렇듯 단순히 GI지수가 낮다는 이유만으로 무조건 건강하다고 볼 수는 없다. 실제 '당'이 적거나 혹은 없다고 광고하는 제로콜라 혹은 다이어트 젤리, 유기농 빵 등에 설탕 대신 맛을 내기 위한 엄청난 양의 감미료가 들어간다. 표기되는 '당 지수'가 낮다

식품별 100g 당 GI지수(혈당지수)

바게트	93	감자	85	호밀빵	64	현미밥	55	백미	92
옥수수	75	아이스크림	63	도넛	86	라면	73	머핀	59

출처 : 네이버 지식백과

고 해서 이런 음식들이 자연식인 과일이나 쌀보다 건강하다고 할 수 없다. GI지수는 말 그대로 당의 전달 속도일 뿐 음식의 질이나 건강과 무조건 연결시킬 수는 없다.

무엇이든 **물어보세요!** × 간식

Q 간식은 꼭 먹어야 하나요?

A 네. 가능하면 일정하게 먹어야 해요.
점심과 저녁 식사 사이에 간식을 권유하는 이유는 우리 몸이 가장 많은
에너지를 소모하는 시간대에 몸에서 에너지가 모자라다고 느끼지 않게, 그
래서 더 잘 연소할 수 있게 하기 위해서라고 생각하면 돼요.
매일 일정하게 들어온다는 확신이 생겨야 몸은 비소로 저장하지 않고 '연소'
를 해요. 어느 날은 두 번 먹고 어느 날은 안 먹으면, 우리 몸은 간식을 꾸준
히 들어오는 고정 에너지가 아니라 '잉여' 에너지로 판단하지요. 잉여 에너지
는 연소하지 않고 '저장'하려고 해요. 그래서 일정한 패턴으로 꾸준히 간식을
챙겨주는 게 중요합니다.

Q 간식의 양은 얼마나 먹어야 하나요?

A 기본 가이드는 1회 제공량입니다.
대부분의 가공식품은 1회 제공량이 표기되어 있으니 참고하면 되고, 1회
제공량 표기가 없다면 '오렌지'를 사이즈의 기준으로 생각하고 먹으면 돼요.
하지만 정량보다 중요한 건 '개개인의 소화 반응'이기 때문에 소화 컨디션에
따라 조절이 필요합니다. 같은 양을 먹고도 소화 반응에 전혀 무리가 없는 A
에게는 적정한 양이지만, 소화하기 버거운 반응을 보이는 B에게는 과한 양
일 수 있어요. 소화가 버거웠다면 다음에는 양을 조금 줄이는 식으로 개인의
컨디션에 맞게 가감이 필요해요.

식탐 때문에 간식 양 조절이 어렵다면
대처 방법이 있나요?

 혈당을 올리지 않는 액체류와 함께 천천히 씹어서 먹어보세요.
컨디션에 따라 양 조절이 어렵다면, 먹고 싶은 간식을 단독으로 먹기보다 간식과 혈당 자극을 하지 않는 당(시럽)이 첨가되지 않은 물, 차, 아메리카노 등을 함께 천천히 씹어서 먹어보세요. 포만감과 씹는 욕구가 충족되어 가짜식욕 방지에 도움이 되고 간식 양 조절도 비교적 수월하게 할 수 있어요.

간식을 먹고도 가짜식욕이 생기면
어떻게 대처하나요?

당(시럽)이 첨가되지 않은 차, 아메리카노, 탄산수를 편하게 드세요.
가짜식욕이 강해지는 때가 오면 당이 첨가되지 않은 차, 아메리카노, 당이 없는 탄산수 등은 간식으로 보지 않으니 식후에 편하게 드세요.
가짜식욕에 섣불리 다른 간식을 추가 섭취하면 소화가 어려워지고 혈당이 급격하게 올라서 가짜식욕이 꼬리에 꼬리를 물고 이어지게 되니 주의가 필요해요.

완전식품이라는
유제품에 대한 환상

　　잦은 위장장애와 유달리 심한 부종이 고민인 막 20살이 된 대학생 L을 코칭했을 때의 일이다. L은 종종 나에게 메시지를 보내곤 했는데, 대부분 개선되지 않는 자신의 컨디션에 대한 투정이었다. 상담 후 지도받은 내용으로 식단을 열심히 했음에도 위장장애와 부종이 개선되지 않는다고 볼멘소리를 하는 L에게 온라인 코칭을 권유했지만 무슨 이유 때문인지 줄곧 거절했다. 그러다가 L은 장꼬임으로 응급실을 다녀온 후에야 코칭을 받겠다고 나섰다.

나는 코칭 하루 만에 L이 코칭을 꺼린 이유와 위장장애가 개선되지 않은 이유를 알 수 있었다. 바로 L의 막무가내식 유제품 섭취 때문이었다. 상담 당시 너무 잦은 배변으로 고생하던 L에게 일정 기간 유제품을 제한할 것을 권유했으나, 식단을 열심히 하면 유제품 정도는 괜찮을 거라고 스스로 판단한 L은 피곤하다는 이유로 매일 오전 습관처럼 라떼 한 잔, 간식 시간마다 스무디, 요거트 같은 유제품들을 종류별로 섭취하고 있었다.

코칭이 시작되고 유제품 섭취를 제한하면서 식단을 하니 정상 체중이었던 L의 체중이 일주일 만에 3kg 가까이 감량되었다.

사실 짧은 시간 안에 지방이 마구 연소되거나 L의 위장 활동성이 갑자기 좋아진 것이 아니다. L의 소화 컨디션과 맞지 않는 유제품 섭취를 제한하고 식사 패턴을 일정하게 잡아주니 잦은 가스, 설사 반응이 줄어들고 그로 인해 단단하게 팽만해진 복부가 말랑하게 빠지고 부종이 개선되면서 체중 감량으로 나타난 것이다.

유제품이 장수의 비결인 양 완전식품으로 찬양받았던 적도 있지만 요즘은 유제품에 대한 부정적 의견도 있다.

'동양인은 유제품을 소화하지 못한다' 혹은 '유당불내증'이라는 말은 들어봤을 것이다. 유제품을 소화하기 위해서는 유당분해효소가 만들어져야 하는데 대다수의 동양인은 유제품을 분해할 수 있는 소화효소(락타아제)를 가지고 있지 않다.

또한 유제품이 가진 단백질의 주성분인 카제인은 '산'에 의해 응고되며 소화를 방해한다. 유제품이 가진 단백질의 주성분이 위산을 만나면 몽글몽글한 리코타 치즈처럼 굳어지게 되는데, 이게 장의 점막에 들러붙어 소화흡수를 더디게 만들고 장을 딱딱하게 만든다.

유제품에 대한 이야기를 하면 어떤 내담자는 그릭요거트도 몸에 안 좋을 수 있느냐며 의문을 제기한다. 실제 그리스에서 먹는 그릭요거트와 우리가 시중에서 구입하는 그릭요거트의 차이는 엄청나기에 비교의 대상이 될 수 없다. 넓은 곳에서 목초를 먹으며 자유롭게 자란 소에서 나온 우유와 좁고 더러운 축사에서 질병에 걸리지 않기 위해 다량의 항생제를 복용하고, 우유 생산량을 늘리기 위해 호르몬제까지 투여받은 소에서 나온 우유는 분명 차이가 날 수밖에 없다.

한 번이라도 장염에 걸려본 적이 있다면 병원에서 유제품을 먹지 말라는 주의사항을 들어봤을 것이다. 유제품이 정말 건강식품이었다면 위장 질환자나 암환자들에게 배제될 이유가 있을까? 원인 불명의 알레르기 반응이나 건선, 아토피, 비염 같은 면역계 질환을 가진 사람들이 유제품을 제한하고 호전 반응을 보인 사례들은 인터넷만 검색해도 쉽게 접할 수 있다.

무조건 유제품이 나쁘다고 말하는 게 아니다. '미국국립 심장,

폐, 혈액 연구소'에서 약 1만 2,000명을 대상으로 15년간 진행한 연구에서는 요구르트를 장기 복용한 경우 고혈압 발병률이 31% 가량 낮다는 결과도 있었고, 미국 하버드대학교 연구팀이 정한 체중 감량의 좋은 음식으로 요구르트가 선정되기도 했다.

그러니 유제품을 무조건 배제하거나 먹고 싶은 걸 참기보다는 간식으로 적정량 섭취하되 면역계 질환이 발현되는 시기거나, 장 컨디션이 좋지 않거나 피로감이 큰 시기에는 배제하는 식으로 개개인의 컨디션에 맞게 섭취를 조절하는 것이 좋다.

5부

바이러스의 역습,
'코로나'가 가져온 변화

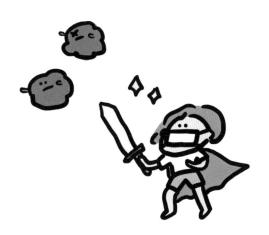

첫 번째 변화,
불안한 마음과 불편한 장 건강

2019년 말부터 시작된 코로나 바이러스 감염증 사태가 2020년, 본격적으로 심각단계에 들어섰다. 혼란 속에서 우리 모두는 예상치 못한 상황들을 마주했다. 마스크는 필수가 되었고, 회사는 재택근무를 도입했으며, 학교는 비대면 수업으로 바뀌었다. 여행, 헬스, 문화생활은 박탈당했고 소규모 자영업자들은 줄줄이 문을 닫았다. 오프라인 쇼핑이나 외식 대신 택배나 배달앱을 이용하는 비대면의 시대가 갑자기 도래했다.

이런 사회 변화에 나 역시도 타격을 받았다. 월 2~3회 많게는

6~7회까지 진행하던 단체수업을 중단했고, 빽빽하게 잡혀 있던 상담들이 연이어 취소되었다.

그렇게 주춤하는 것 같던 상담이 어느 순간 오히려 급증하기 시작했다. 코로나로 갑자기 마주하게 된 사회 변화가 장기화되면서 식습관, 활동량, 근무환경, 수면 패턴의 변화가 몸과 마음에 부정적인 영향을 주었기 때문이다.

코로나로 급증한 상담 문의 내용도 크게 다르지 않았다. 많은 것이 제한된 일상과 경제적 이유로 인한 우울, 불안을 겪으며 스트레스성 폭식이나 수면장애, 급격한 체중 증가에 대한 문의가 가장 많았다.

그 무렵, 20대 후반의 M이 다시 나를 찾아왔다. M은 서비스 직종에 근무했는데, 몇 년 전 폭식증으로 인한 급격한 체중 증가와 무월경이 일상에 지장을 주게 되면서 8개월가량 코칭과 상담을 진행했다. 그 결과 폭식과 무월경의 개선, 그리고 체중 감량까지 멋지게 이뤄내고 나오는 Good-Bye를 했었기에 다시 만나리라 곤 생각하지 못했다.

다시 만난 M은 처음 나를 만났을 때의 상태 즉, 원점으로 돌아가 있었다. 코로나 때문이었다. 처음 나를 만났을 때 M은 심각한 폭식증으로 정상적인 직장생활조차 하기 어려운 상태였다. 장기간의 코칭 끝에 완벽하게 폭식을 개선하고 취업에도 성공했는데 코로나로 인해 입사일이 미뤄지게 된 것이다.

한 달, 두 달 미뤄지던 입사는 코로나가 심각 단계로 격상되면서 무기한 연장되었고 그로 인한 불안과 압박에 시달리던 M은 다시 폭식을 시작했다. 그렇게 반복된 폭식과 높은 불안, 우울증세로 M은 정신과 치료 병행이 불가피한 상황이었다.

이야기를 들으며 안타까워하는 나에게 M은 말했다.

"지금 이 상황에서 제가 마음대로 할 수 있는 건 오로지 먹는 것밖에 없었어요."

사실 코로나로 시작된 높은 불안감은 M만의 문제는 아니다. 직업이 있으면 있는 대로, 없으면 없는 대로 모두 불안정한 시기를 보내고 있다. 사회적 거리두기로 우리는 사회적 고립에 빠졌고 사람들의 식사 패턴도 외식보다는 집에서 즐기는 배달음식이나 레토르트 식품으로 바뀌었다. 특히 배달식은 플라스틱 용기 사용으로 인한 환경호르몬 문제뿐 아니라, 강하고 자극적인 조리방식과 양념 사용으로 장 건강을 빠르게 망칠 수 있다. 장 건강이 망가질수록 우리의 감정도 불안정해진다.

사실 불안정한 상황이 먼저인지, 불규칙한 식습관이 먼저인지는 알 수 없지만 한 가지 확실한 건 장 컨디션이 좋아야 감정적으로 안정을 찾게 된다. 처방되는 우울증약 중에 세로토닌 행복 물질의 활용을 높이는 치료약이 있는데, 뇌보다는 장에서 80% 정도 만들어지며 이걸 '뇌장축(gut brain axis)'이라 한다.

소화나 순환이 잘되지 않아 몸이 침체되면 우리 몸은 외부 요인들에 대응할 여력이 없으니 작은 요인들에 예민하게 반응하면서 날카로워지거나 스트레스에 취약해지면서 감정기복이 심해지거나 무기력, 우울감 등으로 나타나는데 이게 다 일맥상통하는 이야기이다.

섭취하고 배설하는 행위를 매일, 평생에 걸쳐 반복하는 '장'은 우리 몸에서 노화가 가장 먼저 나타나는 장기이다. 현대인의 불규칙한 식사 패턴과 잦은 과식, 야식의 섭취는 장의 노화를 부추길 수밖에 없다. 사람의 심장은 1분에 약 5L의 혈액을 내보내는데 그중 30% 이상이 소화를 위해 위와 장으로 간다.

장은 우리가 태어나 죽는 날까지 매일 강한 노동을 한다. 많이 쓸수록 빨리 소모하고 빠르게 늙는 것이 이치다. 잘못된 식습관으로 장 기능이 약해지면 소화흡수율은 낮아지고 소화되지 못한 음식의 찌꺼기, 균과 장 세포의 사체 등은 장에 쌓이게 되며 장내 유해균이 늘어난다. 유해균이 우위에 선 장내 미생물 불균형은 각종 감염질환과 연관되어 있을 뿐 아니라 면역에도 영향을 주며, 증가한 유해균은 세포를 훼손하고 신체를 늙게 한다.

장은 노화가 빠른 장기이자 노화의 시작점이다. 장이 건강해야 마음도 신체도 건강하다.

두 번째 변화,
수면 패턴의 파괴

코로나 이후 폭식증이 아닌데도 '하루 종일 집어 먹게 된다, 입이 심심하다'라는 표현을 자주 들었다.

쌍둥이 엄마인 30대 후반의 번역가 N은 코로나 이전에는 근처에 사는 친정어머니가 평일 내내 N의 집에 상주하며 쌍둥이의 케어를 도와주었다. 하지만 코로나가 장기화되면서 쌍둥이가 어린이집에 갈 수 없게 되고 연로하신 어머니의 건강까지 악화되자, N은 큰 고민 끝에 하던 일을 정리하고 직접 아이들을 돌보기 시작했다.

외출도 어렵고 외부의 도움도 없이 흔히 말하는 24시간 쌍둥이 독박육아가 시작된 것이다. 육아와 살림이 서툰 N은 아이들을 돌보면서 시간이 없다는 이유로 일과 중에는 주전부리로 식사를 대체하고, 아이들이 잠든 밤에 남편과 야식을 먹으며 스트레스를 푸는 생활을 했다.

문제는 쌍둥이 중 둘째의 아토피가 심해지면서 아이 옆에서 뜬눈으로 밤을 보내는 시간이 길어지면서 시작되었다. 수면시간이 짧아지고 몸이 피로해질수록 일과 중에는 달달한 커피에 대한 욕구가 강해졌고, 남편과 스트레스를 풀기 위해 즐기던 야식은 지친 하루에 대한 보상심리인지 맛도 느끼지 않고 꾸역꾸역 밀어 넣으며 먹게 되었다. 스스로는 도무지 조절할 수가 없어 상담을 신청한 것이다.

사실 코로나 이후 자택근무와 비대면 수업 등 반강제적 '집콕' 생활로 밤낮이 바뀐 사람들이 많은데, 식욕 조절의 어려움을 토로하는 것이 N만의 이야기는 아니다.

우리가 자는 동안 식욕조절호르몬이 분비되고 이게 제대로 분비되려면 적어도 5시간 이상의 깊은 수면이 이루어져야 한다. 그런데 수면의 질이 아주 낮거나 수면시간이 부족해지면 식욕조절호르몬이 제대로 분비되지 않아, 일과 중에 가짜식욕으로 반응하게 된다.

또한 수면의 질이 낮으면 몸이 제대로 휴식이나 배출을 할 수 없기 때문에 에너지가 모자란 몸이 낮에 에너지를 더 많이 '보충' 및 '저장'하려고 하면서 탄수화물이나 '당'에 대한 욕구가 강해지기도 한다.

그리고 수면 부족 및 낮은 수면의 질은 뇌의 전두엽 활동을 저하시키는데, 전두엽이 결정과 통제의 역할을 하기 때문에 가짜 식욕에도 더 취약하게 반응할 수밖에 없다.

세 번째 변화,
목적이 달라진 건강 염려증

　　코로나로 외부활동이 제한되면서 신체활동은 줄어들고 혼밥, 혼술, 홈술 등이 자리 잡으면서 배달음식이나 간편한 정크 푸드, 인스턴트 식품의 섭취량이 늘어나며 사람들의 체중도 증가했다.

　　알바콜이 2021년 1월 성인남녀 981명을 대상으로 한 조사에 따르면 코로나 이후 1년간 응답자의 33%가 평균 5.8kg의 체중이 증가했다고 답했다. 문제는 이게 단순한 체중 증량이 아니라는 데 있다.

불규칙한 식습관, 뒤바뀐 생활 패턴으로 인한 체중 증량은 건강에도 악영향을 주면서 고지혈증, 고혈압, 당뇨 등의 문제로 이어지는 경우가 많았고 실제 국제 학술지 〈네이처〉는 코로나19로 인해 전세계적으로 당뇨 환자의 비율이 증가했다는 관련 연구 결과를 공개했다. 전문가들은 코로나19의 장기화가 식습관과 생활습관에 영향을 주어서 나타난 결과라고 분석한다.

나 역시 체중 감량에 대한 문의를 쉴 새 없이 받고 있는데 코로나 이전과 달라진 점을 꼽자면 건강에 대한 경각심으로 기존에 했던 무리한 운동이나 식이 조절이 아닌 '건강한 체중 감량'에 대한 관심이 높아졌다는 점이다.

이전처럼 면역도 상관없다, 호르몬도 상관없다, 그저 체중 감량만 하게 해달라는 문의들이 아니다. 면역을 높이고, 호르몬을 안정화시키는 '건강한 체중 감량'을 원하는 문의가 많아졌고, 코로나 이전이었다면 대수롭지 않게 넘겼을 고혈압, 고혈당 등을 포함한 대사증후군에 대한 관리나 비염, 아토피, 건선, 한포진 등의 면역계 질환 관리에 대한 문의도 꽤 많은 비중을 차지했다.

이렇게 이전보다 사람들이 건강에 대한 걱정을 하면서 단순히 체중 감량뿐 아니라 영양제, 즙, 효소 등의 건강식품에 대한 관심도 급증했다. '코로나 시대에 꼭 챙겨먹는 영양제'라는 광고 문구를 심심치 않게 볼 수 있다. 실제 코로나 전년 대비 영양제 판매

율이 24%가량 늘었다고 한다.

효소

　최근 불규칙한 식습관으로 인한 소화불량, 위장장애가 증가한 것을 증명이라도 하듯 '효소'를 판매하는 인플루언서들이 늘어났다. 우리가 음식을 먹으면 소화과정을 거쳐 비로소 몸에서 사용할 수 있는 에너지원이 되는데 효소는 그걸 원활하게 전환할 수 있게 해주는 촉매라고 보면 된다. 그래서 효소는 꼭 있어야 하고, 효소를 9번째 영양소라고 부를 만큼 중요하다.

　효소의 종류는 내 몸 안에서 자연스럽게 만들어지는 효소와 외부에서 '음식'으로 먹는 효소가 있다. 즉, 불규칙한 식습관만 제대로 잡아도 외부에서 건강보조식품으로 굳이 복용할 필요가 없다는 뜻이다. 현재까지 알려진 체내 효소는 2만 종류가 넘고 소화효소의 종류만 24종류가 있다. 효소 부족에 가장 큰 문제가 되는 불규칙한 또는 과식 식습관의 개선 없이 보조식품만으로는 온전히 대체될 수 없음을 인지해야 한다.

즙

'즙'류는 건강에 조금이라도 관심이 있는 많은 사람들이 섭취하고 있다. 그러나 나는 원액 그대로의 섭취는 추천하지 않는다.

섭취 후 별다른 소화과정 없이 바로 흡수되는 '즙'류는 컨디션에 따라 간과 신장에 무리를 줄 수 있다. 혹시라도 간이나 신장쪽으로 가족력이 있다면 더 조심해야 한다. 즙류는 농축액으로 음식 그 자체로 섭취했을 때보다 한 번에 더 많은 양을 흡수하게 되면서 우리 몸에 거름망 역할을 하는 간(분해)과 신장(배출)에 무리를 주게 된다. 특히 신장은 소모되는 장기로 장 다음으로 노화가 빠른 장기이다.

이미 신장 기능이 약해진 당뇨환자나 당뇨환자가 아니더라도 인슐린 저항성이 높은 다낭성난소증후군 또는 높은 혈당을 가진 사람이라면 더더욱 주의가 필요하다. 치아로 씹고, 장기를 통해 천천히 소화흡수해야 하는데 농축액으로 한 번에 흡수하는 것은 좋지 않다. 흔히 부종 완화 목적으로 많이들 섭취하는 호박즙도 이뇨작용으로 배출할 수는 있어도 순환에 직접적인 도움이 되지는 않는다.

섭취한다 하더라도 원액이 아니라 물에 희석해서 섭취하도록 한다.

위드 코로나!
건강관리 시스템이 달라진다

        장기화된 코로나로 인해 우리는 평범하게 누리던 일상의 많은 것을 잃어버렸다. 그만큼 '건강'에 대한 민감도가 높아졌다. 코로나를 계기로 자발적 건강관리의 시대가 성큼 다가온 것이다. 이런 건강관리 트렌드의 변화는 밥상에도 변화를 주기에 충분했다.

    여전히 '단짠단짠'이나 '맵단짠' 같은 자극적인 음식들도 인기를 끌고 있지만, 비만 인구와 만성질환의 급격한 증가 및 면역력의 중요성이 부각되면서 영양이나 건강을 고려하는 사람들도 많아졌다. '위드 코로나' 시대가 될수록 사람들은 오히려 건강에 더 많이 관심을 갖고 비용을 지불할 것이라 예측하고 기업에서도 건강을 키워드로 한 사업에 중점을 두고 있다.

이 쏟아지는 식품들과 정보들 속에서 우리는 무엇을 고려하며, 어떤 식단을 해야 할까?

첫 번째, '지속성'이다. 어떤 식단이건 일상에서 지속하기 어렵다면 결국엔 실패할 수밖에 없다. 현실을 살아내야 하는 우리는 영양만을 고려한 고가의 식단을 지속하기도, 체중 감량만을 위한 초절식 식단을 유지하기도 어렵다. 오래 유지하기 힘든 식단이나 관리방법은 배제해야 한다.

신체의 빠른 변화는 부메랑으로 돌아오기 쉽다. 빠른 감량은 빠른 요요, 면역력 저하, 탈모, 생리불순으로 돌아올 수 있다.

두 번째, '균형'이다. 특정 음식을 완전히 배제하거나 특정 음식만을 먹는 식단은 영양의 균형을 맞추기 어렵다. 특정 음식을 배제하거나 특정 음식만 먹는 식단이 '단기적인' 체중 감량이나 컨디션 개선에 도움을 줄 수는 있지만 장기적인 관점에서는 건강의 불균형을 초래하기 쉽다.

모두에게 온전히 나쁘기만 한 음식도 모두에게 온전히 좋기만

한 음식도 없다. 늘 과해서 문제가 되는 것이지 어떤 영양성분이건 적정량의 섭취는 반드시 필요하다. 어린 시절, 특별할 것 없는 '엄마 밥상'만으로도 충분히 건강했던 걸 떠올려보자. 적정 열량과 필수 영양소가 고루 섭취될 수 있는 '섭취의 균형'이 중요하다.

세 번째, '맞춤형'이다. 개인에게 꼭 맞는 건강식품을 판매하기 위해 부가서비스로 유전자 검사와 장내 마이크로바이옴(인체에 사는 세균, 바이러스 등 각종 미생물) 검사를 제공한다는 업체까지 등장했다. 남들이 좋다고 하는 건강식품, 운동, 식단을 유행처럼 따라 하기 급급했던 과거의 건강관리 방식은 더 이상 지속해서는 안 된다.

그러려면 나의 건강상태가 어떤지 파악하는 것부터 선행되어야 한다. 내 컨디션에 맞는 '맞춤형' 건강관리를 자발적으로 찾는 시대가 왔다. 남들에게 좋은 음식이 내 컨디션, 나의 건강에는 좋지 않을 수도 있다.

단순히 음식이 가진 영양성분이 아닌 내 몸의 반응에 집중한 식단을 해야 한다. 아무리 좋은 음식이라도 내 컨디션에 맞지 않아 내 몸에서 제대로 소화흡수하지 못한다면, 노폐물과 독소가 될 뿐이란 걸 잊어서는 안 된다.

나미쌤, 고마워요!

선생님, 잘 지내고 계시죠?
코로나로 재택근무 때문에 부모님 집에서 며칠 지내며
식단 후 엄마가 전보다 밝아지고 컨디션도 좋아진 게 보여서 인사 겸 연락드려요.

저희 엄마는 워낙에 치장이나 외모에 관심 많으셨어요.
그런데 난소랑 자궁 수술하고 항암하면서 머리도 많이 빠지고 피부도 푸석해지고
손도 퉁퉁 붓더라고요. 외모가 변해서 스트레스를 많이 받았는데, 특히 발이 문제였어요.
발 각질이 두껍게 딱지처럼 생기는데
발의 피부 자체는 굉장히 얇아져서 조금만 걷거나 긁혀도 발바닥이 찢어지더라고요.
전에는 페디큐어도 주기적으로 하고 샌들이나 구두도 좋아했는데
발 각질이 너무 심해서 좋아하는 것들을 못하게 되며
외출도 안 하고, 애교 많던 성격은 사라지고
거의 울부짖는 수준으로 화를 자주 내서 아빠랑 저랑 우울증을 걱정했어요.

식단 후 한 달쯤 되니 엄마 발이 너무 좋아지더라고요.
엄마 말로는 발쪽으로 피가 도는 것 같대요.
아마 '순환된다'는 걸 이렇게 표현한 거 같아요.

수술한 지 이제 3년이 넘어가는데 암이라는 게 단언할 수는 없지만
선생님이 알려준 대로 식단하면서 검사 잘 받고 하면
몸도 마음도 더 건강해지지 않을까 가족 모두 기대하고 있어요.
좋은 식단 알려주셔서 감사해요!

이〇〇, 61, 여(어머님)

6부

오늘
살짝 실패해도
괜찮습니다

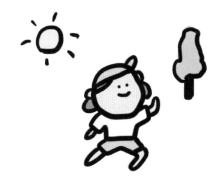

애초에 정답은
없었다

하루가 멀다 하고 영양이나 다이어트에 대한 정보들이 쏟아지고 있다.

누구는 탄수화물을 제한해야 한다고 하는데, 누구는 탄수화물을 꼭 섭취해야 한다고 한다. 어느 누구는 지방을 줄여야 한다고 주장하지만 또 누군가는 지방 위주의 식사를 해야 한다고 한다.

여러 가지 연구 결과를 들이밀며 다들 자기주장이 옳다고 말한다. '내가 이렇게 효과를 봤으니 너도 효과를 볼 수 있을 거야'라는 주장들이 쏟아진다. 꼭 옳기만 한 이론도, 무조건 틀리기만

한 이론도 없다. 뭐가 옳고 그르다 갑론을박을 하기 전에 내 컨디션에 저 식단이 부합하는지를 생각해야 한다.

하지만 대부분의 사람들은 수많은 정보들을 살피느라 정작 가장 중요한 자신의 컨디션은 살펴보지 않는다. 그로 인해 생기는 몸의 문제를 인지하고 내 선택이 잘못되었다고 깨달았을 땐 책임지는 사람은 아무도 없다. 내 몸에 나타나는 문제에 대한 감당과 해결은 오로지 스스로의 몫이다.

이렇게 매일 쏟아지는 정보들에 대해 우리는 옳고 그름을 판단하기 어렵다. 그러니 더 귀 기울여야 한다. 이렇게 쏟아지는 정보들 속에 우리가 귀 기울여야 할 진짜 정보는 식단을 하면서 나타나는 '내 몸의 반응' 그리고 '현재 나의 컨디션'이다.

개개인의 컨디션과 상황들을 무시하고 경직되고 획일화된 가이드에 억지로 맞추라고 강요하는 식단이라면 절대 좋은 식단이 될 수 없다. 아무리 좋은 이론을 가졌고, 나를 제외한 모든 사람이 효과를 본 식단이라도 내 컨디션을 고려하지 않았다면 나에게는 옳지 않은 식단이다.

실패해도 '그러려니' 모른 척하기

       나는 이 책을 지금껏 읽어 내려온 당신에게 이 책을 읽고 어떤 생각이 들었는지 묻고 싶다. 앞으로 많은 게 바뀔 거라는 희망이 생겼는지 아니면 당신의 상식과 다른 책의 내용들이 의심스러운지.

    나는 그저 당신에게 잘하지 않아도 된다는 말과 당신이 앞으로 수없이 미끄러지게 될 것이라는 말을 해주고 싶다. 나는 수많은 사람들의 변화를 함께했다. 변화를 겪은 사람들 중 어느 하나 미끄러지지 않은 이가 없었다. 변화하는 동안 당신의 미끄러짐은 어쩌면 너무 당연한 일이 될 것이다.

당신은 원하는 방향으로 나아가기 위해 수없이 미끄러지고 수없이 일어나기를 반복해야 한다. 사람들은 실수했다는 사실을 견디지 못한다. 작은 실수에 괴로워하고 미끄러졌단 사실에 좌절하고 더 이상 나아가지 못한다. '완벽'하고자 하는 당신의 그 마음은 스스로를 압박하게 될 것이다.

완벽하지 않아도 괜찮다. 모든 순간 완벽할 필요도 없다. 그러니 혹시 미끄러져도 아무렇지 않게, '그러러니' 하고 별일 아닌 것처럼 툭툭 털고 일어나 다시 해보라는 말을 해주고 싶다. 당신의 실수와 실패는 생각보다 별일 아니다.

당신의 상식과 다른 이 책의 내용들을 끊임없이 의심해도 좋다. 나는 당신이 끊임없이 의심하면서도 끊임없이 미끄러지고 끊임없이 나아가길 바란다. 또한 당신이 스스로 만든 강박들에 짓눌려 그 자리에 멈춰 있지 않길 바란다. 우리의 몸이 식단에 적응하고 자력으로 개선할 시간이 필요하기에 그 과정에서 당신의 미끄러짐은 어쩌면 너무 당연한 일이다.

당신이 느린 건
당신 탓이 아니다

상담을 하면서 드라마에서 나올 법한 여러 가지 이야기들을 수도 없이 들어왔다. 이유 없이 자주 몸이 아파서 찾아간 병원에서 원인도 없이 그렇게 아픈 거면 귀신 들린 거 아니냐는 의사의 조롱인지 농담인지 모를 말을 듣고 실제 내림굿을 한 중년 여성의 이야기. 자신의 외모를 평가하는 회원들의 수군거림 때문에 섭식장애가 생긴 운동 강사의 이야기. 출산한 지가 언젠데 아직도 살쪄 있느냐는 남편의 구박에 우울증에 빠진 주부의 이야기. 강압적인 운동선수 아버지 밑에서 원치 않는 식

236

단과 운동을 하느라 다이어트 강박을 갖게 된 여고생의 이야기. 마음의 병이 있는 어머니의 폭언으로 불안 증세에 시달리는 직장인의 이야기.

내담자들의 이야기를 통해 과거의 나를 보곤 한다. 마음의 병을 이야기하건, 몸의 병을 이야기하건 내담자들의 이야기는 늘 그들이 상처받은 순간, 힘들었던 순간에서부터 시작된다.

나는 그들의 이야기를 묵묵히 들으며 공감한다는 표정을 지을 뿐이지만 그들은 그것만으로도 마음이 편안해졌다고 한다. 사람들은 과거에 얽매이는 건 미련한 짓이라고 말하지만 공감을 얻지 못한다는 건 생각보다 외로운 일이다.

대부분의 사람들은 자신에게 불어오는 역풍을 대신 맞아줄 사람을 찾는 것이 아니다. 역풍이 불 때 누군가 한 명쯤은 내 등을 돌려 바람이 멈추기를 같이 기다려주는 것, 너무 지쳐 주저앉아 버리고 싶을 때 나 대신 뛰어줄 누군가가 아니라 그저 한 명쯤은 주저앉은 나를 다그치지 않고 언제고 다시 일어설 힘을 주는 것, 단지 그 작은 위로를 바랄 뿐이다.

과거에 얽매이지 말라는 말을 머리로는 이해하면서도 마음은 줄곧 상처받은 과거를 향한다. 그러다 보면 어느새 마음 한 구석에서 외로움, 괴로움, 원망들이 뒤섞여 펼쳐진다.

시간이 얼마나 흘렀는지는 중요치 않다. 상처받은 그날의 내가 여전히 잡고 나아갈 것을 찾지 못했기에 마음 이곳저곳을 돌아다니며 결국 상처를 덧나게 한다. 내담자들에게 멋진 말이나 위로를 건네고 싶지만 내가 해줄 수 있는 것은 그리 많지 않다.

내가 해줄 수 있는 건 단지 그들을 부정하지 않는 것뿐이다. 아주 사소한 일이라도 나는 그들의 이야기를, 그들의 상처를 부정하지 않는다. 그들이 이야기하는 동안 내가 당신의 이야기를 경청하고 있음을, 당신의 경험을 공감하고 있음을, 당신의 마음을 이해함을 눈빛으로 표정으로 끊임없이 표현할 뿐이다.

나는 이 글을 읽고 있는 당신에게도 '시간이 약이다. 과거에서 벗어나라'라는 말뿐인 위로를 건넬 생각은 없다. 난 위로 대신 그럴 수 있다는 말을 해주고 싶다.

"그럴 수 있다. 나였어도 그랬을 것이다."

"그 일은 당신이 상처받기에 충분했다."

"나였어도 과거의 당신과 똑같이 했을 것이다."

상처에서, 우울감에서, 무기력에서, 외로움에서 벗어나는 건 달리기가 아니니 조급해하지 않아도 된다고, 그러니 마음껏 멈춰 있다 천천히 나아가라고 말해주고 싶다.

당신이 늦는 건 당신 탓이 아니다. 화내고, 원망하고, 슬퍼하고, 자책하고, 애쓰며 보낸 이 시간을 통해 당신은 결국 한 번 더 나아가게 될 것임을 믿어 의심치 않는다.

나미쌤, 고마워요!

저, 오늘 산부인과 다녀왔어요.
다낭성 심해서 생리 1년에 한두 번 하다가
식단 후 생리 8번 했다고 자랑했었잖아요.
병원에서 임신되면 기적이라고 했는데,
이제 정상인처럼 돌아왔다며 엄청 칭찬받고 왔어요.

감격해서 혼자 울면서 집에 왔어요.
10년 동안 고생하며 괴로웠는데
약, 운동보다 식단이 제일 중요하다는 걸
다시 한 번 느끼는 날이에요.

나미쌤 덕분에 진짜 내 몸이 어떤지 알았고,
먹는 행복도 찾았고,
비록 망나니 하는 날도 있지만
저한테 너무 잘 맞는 식단이에요.
저 평생 나미식단 할 건데, 꼭 함께해주세요!

김○○, 29, 여

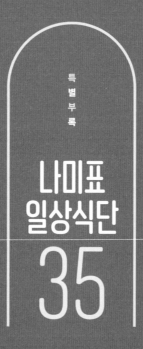

특 별 부 록

나미표
일상식단
35

"저, 이렇게 먹었어요!"

SNS 팔로워나 코칭 받는 분들이 가장 많이 하는 질문이

'이렇게 먹어도 되나요?' '이건 먹으면 안 되죠?' '뭘 먹어야 할지 모르겠어요.'이다.

일반식 식단에서 가장 중요한 포인트는 기존 정형화된 다이어트 식단처럼 특정 음식만 먹거나,
특정 음식을 완전히 배제한 극단적인 식단을 피하는 것이다. 식단이 일상을 압박하지 않으며,
감량 이후에도 지속가능한 식단을 해야 한다. 식단을 하려고 도시락 싸서
눈치 보며 홀로 먹거나, 가족과 함께하는 저녁식사가 스트레스가 되어서는 안 된다.
보다 쉽게 식단의 구성을 고민하고 건강하게 식사할 수 있도록 내가 일상적으로 먹고 있는
메뉴를 정리했다. 식단이 압박, 강박이 아닌 '편안한 일상'이 되길 바라며!

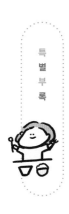

특별부록

일반식
다이어트가
좀 더 쉬워지는
나미표 집밥

보상심리가 채워지는 한 그릇 식단 ·····························

가짜식욕이 강하거나, 식사량 조절이 어려울 때는 밥과 반찬을 이것저것 다 놓고 먹는 식사보다는 한 그릇 식단을 추천한다. 양을 억지로 조절하지 않아도 되고 한 그릇을 깨끗하게 비우면서 절제된 식단을 하면서 생기는 보상심리도 해소할 수 있다.

콩나물소고기밥

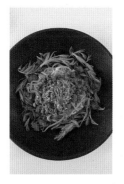

[단백질] 소고기 [탄수화물] 백미
[섬유질] 돌나물, 콩나물

스테이크덮밥

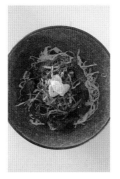

[단백질] 소고기 [탄수화물] 백미
[섬유질] 양배추, 깻잎

참치비빔밥

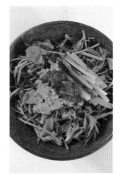

[단백질] 참치 [탄수화물] 백미
[섬유질] 돌나물, 오이

온 가족 함께할 수 있는 건강 솥밥 ······························

냉장고 상황에 맞는 섬유질만 추가하면 단탄섬을 한 번에 조리할 수 있고, 가족 모두 함께할 수 있어 편리한 건강 식단이다.

연어솥밥

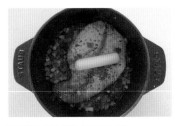

[단백질] 연어 [탄수화물] 백미 [섬유질] 쪽파, 김치

가자미&미나리솥밥

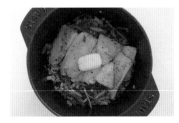

[단백질] 가자미 [탄수화물] 백미 [섬유질] 미나리, 김치

국물 & 튀김도 OK ·······························

당신의 일상을 방해하지 않으며, 일상에서 유지 가능한 일반식 식단이므로 국물 음식이나 튀김도 제한하지 않는다.

고등어구이&된장국

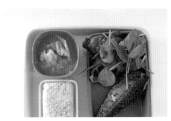

[단백질] 고등어 [탄수화물] 백미
[섬유질] 배추(된장국), 베이비시금치

닭강정&양배추쌈

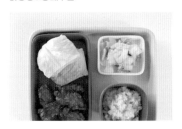

[단백질] 닭고기 [탄수화물] 백미 [섬유질] 양배추, 백김치

242

소화 컨디션이 좋지 않으면 해산물 또는 누룽지 식단 ··············

소화 컨디션이 좋지 않을 때는 육류보다 소화가 수월한 해산물이나 달걀 위주로 동물성 단백질을 섭취하면 컨디션 회복에 도움이 된다. 그리고 누룽지는 백미보다 따뜻한 성질이고 소화흡수가 빠르기 때문에 컨디션이 좋지 않을 때나 식단이 무거운 날에는 저녁 탄수화물을 누룽지로 대체해도 좋다.

톳밥&미니전복구이

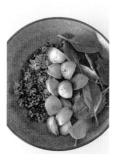

[단백질] 미니전복 [탄수화물] 백미
[섬유질] 톳, 베이비시금치

연어오차즈케

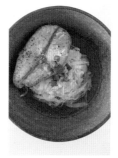

[단백질] 연어 [탄수화물] 백미
[섬유질] 양배추, 김치

누룽지&메추리알장조림

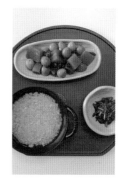

[단백질] 메추리알 [탄수화물] 누룽지
[섬유질] 무, 파김치

가짜식욕이 강한 날은 육류로 포만감 UP ··················

가짜식욕이 강하거나 식단 만족도가 낮거나 양 조절이 어려운 날에는 '육류'로 포만감을 채워주고 넘어가는 것이 좋다. 이때 쌈에 조금 들어가는 마늘이나 고추, 조리 시 잡내 제거나 데코를 위해 추가되는 파, 마늘, 고추 등은 섬유질 가짓수에 포함하지 않는다.

그러나 통마늘구이, 파 불고기, 파닭, 파 볶음밥 등 마늘과 파가 메인 재료로 많은 양이 들어간 경우에는 가짓수에 포함한다.

항정살&케일양배추쌈

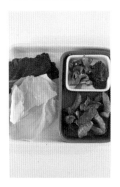

[단백질] 항정살 [탄수화물] 백미
[섬유질] 케일, 양배추

통삼겹살구이

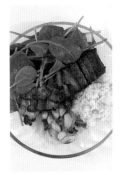

[단백질] 통삼겹살 [탄수화물] 백미
[섬유질] 베이비시금치, 마늘

닭다리살&구운채소

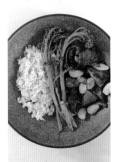

[단백질] 닭다리살 [탄수화물] 백미
[섬유질] 베이비브로콜리, 마늘

소화력이 개선되었다면 현미, 잡곡도 OK ·····················

탄수화물은 소화력이 개선된 이후에는 현미나, 잡곡으로 변경 가능하다. 그러나 현미나 잡곡을
먹고 몸이 무거워지거나 소화가 부대낀다면 다시 백미로 돌아간다.

장어구이

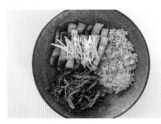

[단백질] 장어 [탄수화물] 현미 [섬유질] 깻잎, 김치

갈비찜&상추쌈

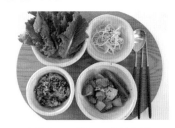

[단백질] 돼지갈비 [탄수화물] 잡곡 [섬유질] 청상추, 콩나물

한식 아닌 양식, 일식도 즐기자!·····················

소스나 양념을 극단적으로 제한하지 않기 때문에 한식 아닌 양식, 일식을 입맛에 맞게 조리해
서 즐겁게 먹을 수 있다. 못 먹는 음식이 없어야 지속가능한 현실의 식사가 될 수 있다.

양배추오코노미야끼

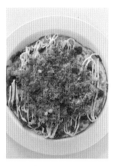

[단백질] 달걀 [탄수화물] 백미
[섬유질] 양배추, 양파

라따뚜이

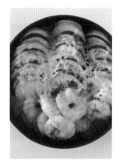

[단백질] 새우 [탄수화물] 백미
[섬유질] 가지, 애호박

새우리조또

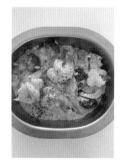

[단백질] 새우 [탄수화물] 백미
[섬유질] 브로콜리, 양파

구성만 맞추면 간편식도 제대로 된 한 끼 ·····················

제대로 차린 한 상이 아니어도 구성만 제대로 맞춘다면 꼬치구이, 주먹밥과 같은 간편식도 내
몸에게는 건강한 한 끼가 된다.

닭다리살꼬치구이

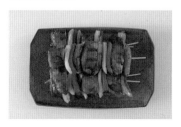

[단백질] 닭다리살 [탄수화물] 백미 [섬유질] 꽈리고추, 파프리카

참치&호박잎쌈밥

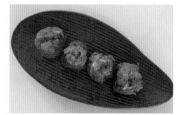

[단백질] 참치 [탄수화물] 백미 [섬유질] 호박잎, 양파

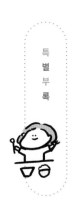

특별부록

일상을
압박하지
않는
나미표 외식

국밥의 민족! 일반식 다이어트에도 국밥이 딱! ·················

소화에 방해될 정도로 과도한 섭취가 아니라면 국물 음식을 제한하지 않는다. 외부 식사가 필수인 직장인이라면 단탄섬을 한 그릇으로 섭취 가능한 국밥, 탕 메뉴들로 사회생활에 지장을 받지 않으면서 클린한 식단 유지가 가능하다.

콩나물국밥

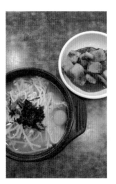

누룽지백숙

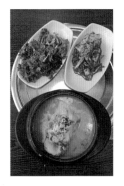

뼈해장국

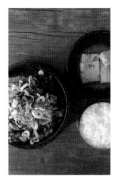

[단백질] 달걀 [탄수화물] 백미
[섬유질] 깍두기, 콩나물

[단백질] 닭고기 [탄수화물] 누룽지
[섬유질] 김치, 상추

[단백질] 대지등뼈 [탄수화물] 백미
[섬유질] 시래기, 깍두기

육류가 메인이면 식단 맞추기가 더 쉽다! ························

소개하는 보쌈, 육전 외에도 족발, 삼겹살 등 육류가 메인이면 단탄섭 1·1·2 식단을 구성하기가 더 수월하다. 회식 자리에서도 아무도 모르게 건강 다이어트 식단을 유지할 수 있다. 단, 나의 소화 컨디션을 고려하지 않는 과식이 되지 않도록 주의하자.

보쌈정식

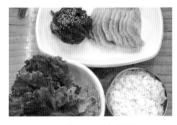

[단백질] 보쌈 [탄수화물] 백미 [섬유질] 상추, 무김치

육전

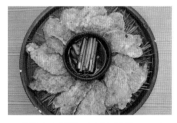

[단백질] 육전 [탄수화물] 백미 [섬유질] 부추, 마늘쫑

한 그릇 덮밥, 볶음밥, 비빔밥도 추천 메뉴 ·····················

소개하는 돼지고기덮밥, 비빔밥 외에도 제육덮밥, 불고기덮밥, 볶음밥으로도 편하게 식사할 수 있다. 덮밥이나 비빔밥에 데코용으로 올라간 자잘한 김가루, 파 등은 가짓수로 보지 않는다.

돼지고기덮밥

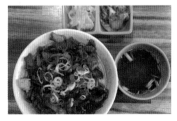

[단백질] 돼지고기 [탄수화물] 백미 [섬유질] 김치, 파

주꾸미비빔밥

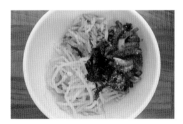

[단백질] 주꾸미 [탄수화물] 백미 [섬유질] 애호박, 콩나물

일식은 가짓수 조절이 쉬운 외식 메뉴 ·····················

일식은 한식보다 간단한 밥상이어서 가짓수 조절이 수월하다. 식단 초반에 가짓수 조절이 어려울 때 추천하는 외식 메뉴이다.

사케동

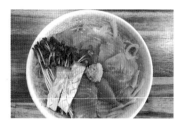

[단백질] 연어 [탄수화물] 백미 [섬유질] 무순, 양파

부타동

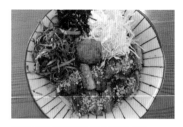

[단백질] 항정살 [탄수화물] 백미 [섬유질] 양배추, 깻잎

해산물도 클린 식단 ·······························

육류 외에도 생선구이, 조개구이, 아구찜과 같은 생선찜, 회로 무리 없이 식단 진행이 가능하다.

고등어구이정식

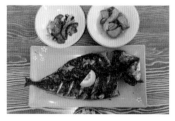

[단백질] 고등어 [탄수화물] 잡곡 [섬유질] 애호박, 가지

도미솥밥

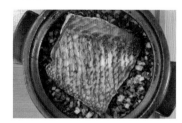

[단백질] 도미 [탄수화물] 백미 [섬유질] 김치, 쪽파

백미, 익힌 섬유질에 집착하지 않아도 OK ···················

식단 초반에는 가능하면 탄수화물은 '백미', 섬유질은 '익힌' 섬유질 섭취를 권유하지만, 외식일 때는 잡곡밥이나 생채소가 나올 때도 많다. 완벽한 식단 구성으로 스트레스 받기보다 상황에 맞춰 융통성 있게 먹는 게 더 낫다. 식단을 완벽하게 하기 위해 백미나 익힌 섬유질을 챙겨서 다니면, 식단이 일상을 방해해서 오래 지속하기 어렵다.

코다리조림

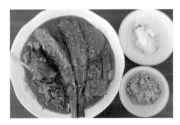

[단백질] 코다리 [탄수화물] 잡곡 [섬유질] 시래기, 백김치

돈까스정식

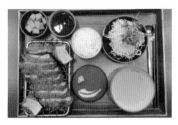

[단백질] 돈까스 [탄수화물] 백미 [섬유질] 깍두기, 양배추

식물성 단백질 메뉴는 저녁 외식으로만 ·······················

식물성 단백질은 포만감이 동물성 단백질보다 적기 때문에 점심에 식물성 단백질을 메인 메뉴로 먹으면 보상심리로 간식과 저녁식사의 양 조절이 어려워질 수 있다. 두부와 같은 식물성 단백질이 들어간 음식은 저녁 메뉴로만 섭취할 것을 권한다.

모두부&볶음김치

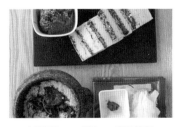

[단백질] 흑임자두부 [탄수화물] 백미 [섬유질] 김치, 양배추

백순두부

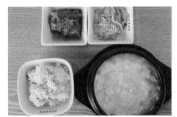

[단백질] 순두부 [탄수화물] 백미 [섬유질] 김치, 콩나물

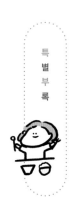

음식에 대한
욕구 조절이
좀 더 쉬워지는
간식

일반식 1·1·2 식단을 시작할 때 가장 주의해야 할 점은 간식의 종류를 억지로 제한하지 않는
것이다. 새로운 식단에 우리 몸이 적응할 시간이 필요한데 기존의 칼로리와 건강 상식 중심의
사고방식으로 간식을 제한하면 이후 보상심리가 더 날뛰어 식욕조절이 어려워질 수 있다.
음식에 대한 욕구가 자연스럽게 줄어들 때까지는, 간식은 그날그날 '나의 욕구'에 맞춰서 선택
하는 것이 가장 좋다. 1~3개월가량 식단을 진행한 후, 불필요한 욕구가 줄어들었다면 그때부터
가공식품들을 제한하고 개개인의 컨디션이나 목적에 따라 간식의 종류를 선택하는 것이 좋다.
특히 간식은 각자의 취향과 몸 상태가 다르기 때문에, 이렇게 먹어야 좋다는 걸 보여주기 위한
예시가 아님을 반드시 기억하기 바란다.

입만 심심할 때는 ···

배고프지 않다고 오후 간식을 먹지 않으면, 저녁 무렵에 입터짐이 심해져 식사 조절이 어려울 수 있다. 큰 허기짐 없이 단순하게 씹고자 하는 욕구만 드는 날이라면, 굳이 포만감을 주는 무거운 간식보다는 씹는 욕구만 해소해주는 가벼운 간식을 먹는 것도 좋다.

김부각

현미라이스칩

고구마스틱

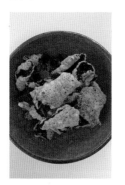
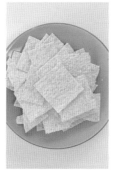
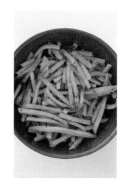

활동량이 많거나, 스트레스 받는 날엔 ·····························

활동량이 많거나 정신적인 피로감이 큰 날은 자연스럽게 탄수화물 '당'에 대한 욕구가 강해질 수 있으니 감자, 밤, 고구마, 단호박, 옥수수 같은 건강한 탄수화물로 섭취해주는 것이 좋다. 단, 이런 구황작물은 섬유질이 많아서 소화력이 저하된 경우에는 소화가 어려울 수 있으니 주의가 필요하다.

구운감자   밤   군고구마

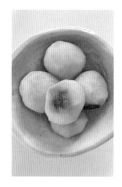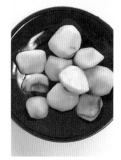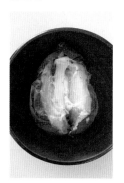

소화가 더딘 날엔 ·····································

소화가 더딘 날은 무거운 간식보다는 소화하지 않아도 몸에서 바로 최소한의 에너지 '당'을 흡수할 수 있는 가벼운 음료나 차로 대체하는 것이 좋다. 다만 시판하는 음료들은 과도한 당이 포함되어 있으니 가벼운 차 종류의 간식을 추천한다.

무가당 탄산수에 소량의 과일'청'을 넣어 에이드처럼 마셔도 좋고, 몸이 냉하다면 따듯한 생강차나, 레몬차, 유자차, 모과차 등을 섭취해도 좋다. 특히 생강은 한방에서는 몸을 따듯하게 만들어 장기 활동을 돕고 기를 순환시키는 좋은 약재로 보기 때문에 평소 위장기능이 약하거나, 복부냉증이 있는 사람에게 좋은 간식이 될 수 있다.

레몬청에이드   생강차

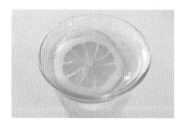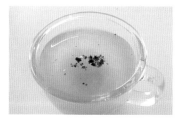

운동을 시작했다면 ·····························

식단에 어느 정도 적응되고 개개인의 컨디션에 맞는 운동을 시작했다면 첨가물이 많은 가공된 단백질 보조식품보다는 달걀, 오징어, 두부, 두유, 견과류 등 건강한 단백질 간식으로 단백질을 채워주는 것이 좋다.

운동을 하지 않았더라도 점심이 부실했거나 만족도가 적은 날엔 든든한 단백질 간식을 섭취해 주거나 단백질에 섬유질을 추가한 샐러드를 챙겨도 좋다.

반건조오징어

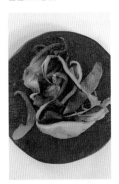

삶은달걀

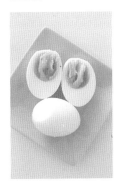

견과류

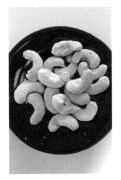

치킨텐더샐러드

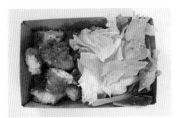

새우튀김샐러드

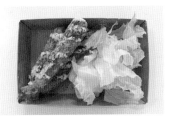

과거의 나에게, 현재의 너에게
"넘쳐도 좋다!
그리고 모자라도 좋다!"

나는 나를 괴롭히던 섭식장애와 건강상의 문제들로부터 해방
되었다. 꽤 오랜 시간이 걸렸지만 문득문득 내가 정말 그랬던 적
이 있나 싶을 정도로 자유로워진 삶을 살아가고 있다. 참으로 감
사한 일이다.

하지만 내가 과거에 많은 문제가 있었던 사람이라고 인정하는
건 쉬운 일이 아니었다. 나는 사무실을 오픈하고 4년이 넘는 시
간 동안 70회가 넘는 클래스를 진행했고 3,000명 이상의 사람을
만났다.

나는 그들에게 내가 섭식장애가 있었고 이런 일들을 겪었다고 수없이 말해왔지만, 얼굴도 모르는 불특정 다수에게 수정할 수 없는 글로 나에 대해 남기는 일은 생각보다 힘들고 괴로웠다.

그럼에도 내가 글을 쓴 이유는 오로지 하나다. 아직 다 치유받지 못한 과거의 나를 마주하고 현재를 사는 당신에게 작은 위로를 건네고 싶어서이다.

누군가는 아프니까 청춘이라 했지만 나 하나쯤은 아프지 않고 무던하게 흘러갈 순 없나 싶었다. 나는 그저 무던히 흘러가고 싶었을 뿐인데도 세상사 어느 하나 녹록한 것이 없었다.

'넘쳐도 좋다. 모자라도 좋다.'

살아가는 동안 누구 하나 그리 말해주는 이가 없었다. 없으니 고단했고, 없기에 고달팠다. 그렇게 죽고 싶었던 20대를 꾸역꾸역 살아내고 더 살아보고 싶어지는 30대가 되었음에도 하루하루를 꾸역꾸역 살아내는 것에는 변함이 없다. 여전히 어느 하나 녹록한 것이 없고 여전히 누구 하나 말해주는 이가 없기에 이 책을 썼다.

비록 얼굴도 모르는 당신이지만 나는 당신에게 이 책을 통해 진심을 담은 위로와 응원을 전한다.

"넘쳐도 좋다. 그리고 모자라도 좋다."

그러니 느려도 당신의 속도로 계속 나아가길.

가는 길이 부디 과거의 나만큼 고단하지 않길.

기꺼이 아파하고 마음껏 미끄러지며 결국엔 원하는 것을 이루게 되길 바란다.